KB234731

젖니부터 임플란트까지

젖니부터 임플란트까지

초판 1쇄 인쇄 | 2006년 7월 10일
초판 1쇄 발행 | 2006년 7월 20일

지은이 | 박재석
펴낸이 | 이완재
펴낸곳 | 동인

등록 | 1992년 11월 11일(제10-749호)
주소 | 서울시 서대문구 북아현3동 192-2
전화 | (02) 365-6368/ 393-9814
팩스 | (02) 365-6369
e-mail | dongin1111@empal.com

ISBN 89-8482-120-9(13510)

값 10,000원

젖니부터 임플란트까지

박재석 지음

동인

건강한 성인의 치아는 32개이다. 그러나 32개의 치아를 건강하게 그대로 지니고 있는 사람은 드물다. 우리나라 사람들의 경우 평균적으로 40세가 되면 2.5개, 50세는 7.5개의 치아를 잃는다고 한다. 흔히 칫솔질이 어려운 가장 안쪽에 있는 어금니가 먼저 빠지기 시작하는데, 이때부터 치아를 잃는 속도는 점점 빨라져 80세가 되면 남아 있는 치아 숫자가 겨우 한 손에 꼽힐 정도라고 한다.

하지만 치아의 수명이 반드시 나이와 비례하는 것은 아니다. 나이보다는 생활습관의 영향을 강하게 받는다고 할 수 있다. 평상시 어떤 음식을 먹느냐, 어떻게 관리하느냐, 생활습관이 어떠한가에 따라 치아의 수명은 천차만별이다.

인간은 누구나 나이가 들어서도 젊음과 아름다움을 유지하고 싶어 한다. 사람을 젊어 보이게 만드는 데 가장 중요한 요소는 피부상태와 표정이다. 피부는 나이가 들수록 수분이 빠져나가 탄력이 없어진다. 그러나 젊은 시절부터 관리를 잘 해주면 나이가 들어서도 탱탱한 피부상태를 유지할 수 있다. 또한 표정은 그 사람의 마음 상태를 담아낸다. 부정적인 생각을 하는 것보다는 긍정적인 생각을 하는 것이 표정을 밝게 해주는 것은 분명하다.

그러나 아무리 피부가 탱탱하고 밝은 마음으로 살아간들 치아가 없으면 얼굴은 끔찍하게 변하고 만다. 나이가 들수록 치아의 중요성은 커진다. 아무리 나이가 많아도 이만 건강하다면 먹는 데 아무런 지장이 없고, 잘 먹을 수 있다면 건강을 유지할 수 있기 때문이다. 따라서 치아는 건강을 좌우하는 절대 요건이다. 기력을 잃어가던 고령의 환자가 입 속을 치료하거나 이를 심은 후에 건강이 회복되었다는 임상자료도 많다. 이것만 보더라도 '신체건강=치아건강'의 등식은 성립되고도 남는다.

이 책에 실린 글들은 필자가 서울경제신문에 연재한 것으로서, 이렇게 중요한 치아를 제대로 관리하고 치료해서 평생 아름답고 건강한 치아를 유지하는 방법을 많은 사람들에게 알리기 위해서 쓴 것이다.

가지런하고 건강한 이는 보기에도 아름답다. 이가 건강하면 마음놓고 즐겁게 활짝 웃을 수 있다. 웃음이란 정말 좋은 것이다. 자신뿐 아니라 상대방의 어두운 마음까지도 환하고 밝게 만들어 주니까 말이다. 오죽했으면 '웃는 얼굴에 침 뱉으랴' 는 속담이 생겼을까. 많이 웃으면 현대인들에게 가장 흔하게 나타나는 질환 중의 하나인 스트레스성 위장장애도 고칠 수 있다.

환한 웃음과 건강한 치아, 그리고 분홍빛 잇몸은 그 자체로 매력적인 건강미를 풍길 뿐만 아니라 자신이나 다른 사람들의 영혼까지도 아름답고 풍요롭게 만들어준다. 설령 선천적으로 아름다운 치아를 갖지 못했다 하더라도, 오늘날의 발전된 치과치료술 덕분에 본인 스스로 노력하고 치료의지만 있다면 누구나 그런 환한 웃음을 지을 수 있는 건강하고 아름다운 치아를 가질 수 있다. 그야말로 복(福)도 스스로 만들어가는 시대인 것이다.

치의학박사 미프로치과 원장

박재석

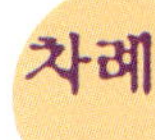

차례

■ 머리말 · 5

건강한 치아의 소중함

01 앞니는 인상을 좌우 · 15

02 웃음과 치아건강 · 16

03 분홍빛 잇몸의 매력 · 17

04 이를 보이지 않는 습관 · 18

05 일본인 처에 중국인 요리사 · 19

06 치아건강과 정력 · 20

07 구강건강진단서 · 21

08 가장 오래 남는 것 · 22

09 최상 컨디션과 치아건강 · 23

10 치아 한 개의 소중함 · 24

11 이유 없는 두통과 위장병 · 25

12 나쁜 습관과 치아건강 · 26

13 이갈이 습관 · 27

14 담배의 해악 · 28

15 비만의 악영향 · 29

16 금니에서 다이아몬드로 · 30

17 임신부의 치아관리 · 31

18 지나친 자신감의 함정 · 32

 칫솔질은 정성스럽게

19 치아건강과 혀닦기 · 35　　20 신속하면서도 정성을 다해 · 36

21 식후에는 닦아야 · 37　　22 하나하나 정성 들여 · 38

23 껌으로는 해결할 수 없다 · 39　　24 사랑니의 관리 · 40

25 칫솔의 선택과 보관법 · 41　　26 칫솔도 햇볕이 필요하다 · 42

27 치약, 꼭 필요하지 않다 · 43　　28 칫솔과 치약의 역사 · 44

3 치아와 신체건강

29 福도 만드는 시대 · 47

30 아름답게 장수하는 비결 · 48

31 장수하려면 이를 소중히 · 49

32 치아와 건강장수 · 50

33 수명 · 51

34 동물의 수명 · 52

35 치아건강과 음식 · 53

36 치아건강에 좋은 식품 · 54

37 식습관과 치아건강 · 55

38 딱딱한 음식이 좋은 이유 · 56

39 충치와 건강식품 · 57

40 탄산음료 해악 · 58

41 우울할 땐 씹어라 · 59

42 규칙적인 식습관 · 60

43 임신 중 식사 · 61

44 방치가 화를 부른다 · 62

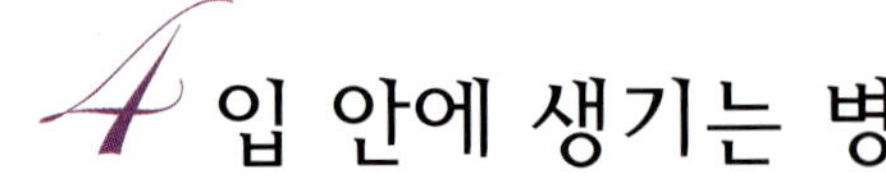

4 입 안에 생기는 병

45 충치의 원인 · 65
46 충치가 오기 전의 증상 · 66
47 참기 힘든 충치통증 · 67
48 스트레스와 충치 · 68
49 두 번째 어금니 · 69
50 치아건강과 생명 · 70
51 충치와 심장병 · 71
52 술과 담배 · 72
53 임신기간 치아관리 · 73
54 돌아올 수 없는 강 · 74
55 치주질환 · 75
56 통증 없는 잇몸질환 · 76
57 입 안의 세균 · 77
58 건성으로 닦지 말라 · 78
59 염증부위 칫솔질 · 79
60 구강검진의 중요성 · 80
61 아플 때는 이미 늦다 · 81
62 잇몸질환과 스트레스 · 82
63 입 냄새와 치통 · 83
64 입 냄새(1) · 84
65 입 냄새(2) · 85
66 입 냄새(3) · 86
67 입 냄새(4) · 87
68 입 냄새(5) · 88
69 시린 치아 · 89
70 시린 증상과 지각과민 치아 · 90
71 자극전달 차단의 중요성 · 91
72 시린 치아의 치료 · 92
73 치조농루 · 93
74 치구는 몸의 때와 다르다 · 94
75 입 안에 생기는 암 · 95
76 제대로 관리하는 치아 · 96

5 다양한 치과치료법

77 치과치료의 혁명 · 99

78 치아 실란트 · 100

79 누런 치아와 스케일링 · 101

80 풍치를 간과하지 말라 · 102

81 신경치료 · 103

82 치근단 절제술 · 104

83 잇몸치료와 치아교정 · 105

84 교정이 필요한 치아 · 106

85 적절한 교정의 시기 · 107

86 부정교합 교정치료 · 108

87 부정교합이 증가하는 이유 · 109

88 주걱턱 · 110

89 교정치료시 주의점 · 111

90 틀니 · 112

91 보철물의 종류(1) · 113

92 보철물의 종류(2) · 114

93 20세기는 금, 21세기는 생체큐빅다이아 · 115

94 보철물의 수명 · 116

95 틀니관리와 치료 후 통증 · 117

96 의치와 미각(1) · 118

97 의치와 미각(2) · 119

98 세정제 · 물비누가 좋아 · 120

99 평소 제대로 관리해야 · 121

100 입 냄새와 틀니 · 122

101 틀니와 인간의 평균수명 · 123

102 충치치료와 신경치료 · 124

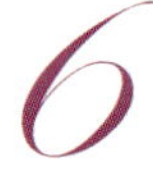 6 치아미백술과 임플란트

103 속속 개발되는 첨단 치료법 · 127

104 잘못 알고 있는 치과상식 · 128

105 진료실에서 받는 질문(1) · 129

106 진료실에서 받는 질문(2) · 130

107 레이저 치료의 활용 · 131

108 하얀 치아에 대한 욕망 · 132

109 치아미백술 · 133

110 레이저 미백술 · 134

111 L.E.D 미백치료 · 135

112 효과와 안전성 · 137

113 심미수복 치료 · 138

114 임플란트, 나이와 상관없이 시술 · 139

115 임플란트(1) · 140

116 임플란트(2) · 141

117 임플란트(3) · 142

118 임플란트(4) · 143

119 임플란트(5) · 144

120 임플란트(6) · 145

121 임플란트(7) · 146

122 임플란트(8) · 147

123 임플란트(9) · 148

124 비절개 일체형 임플란트 · 149

■ 부록

잘못된 치과상식 Q & A · 152

알아두면 도움이 되는 치과 첨단 치료법 · 158

건강한 치아의 소중함

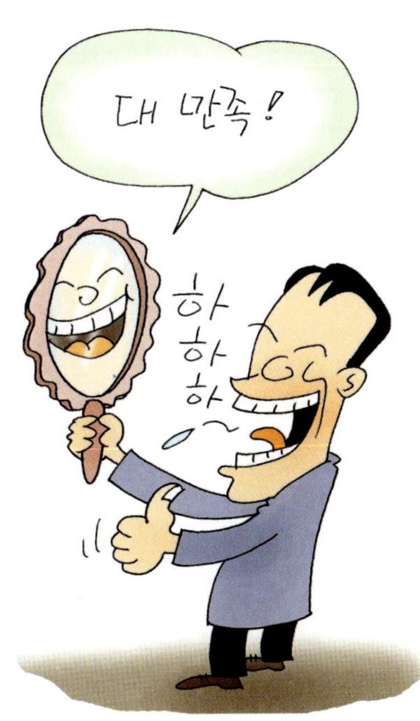

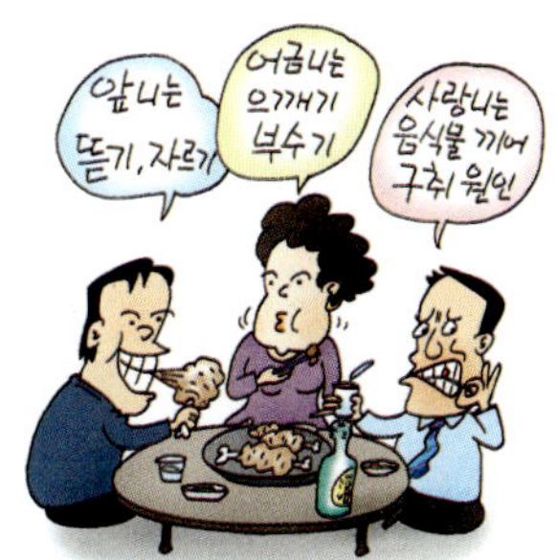

앞니는 인상을 좌우 ● 01

치아는 모두 32개이다. 하지만 기능은 매우 다르게 분화되어 있다. 전치라고 하는 앞니는 음식물을 뜯거나 끊는 역할을 한다. 그러나 앞니는 이 같은 기능적인 역할뿐만 아니라 사람의 인상을 좌우하는 사회적 기능도 하고 있다.

아무리 외모가 준수하다고 하더라도 다른 사람들에게 바로 보이는 앞니가 고르지 못하다면 준수한 외모는 깎일 수밖에 없다. 그만큼 앞니는 다른 사람들에게 자신의 인상을 좌우하게 하는 데 큰 역할을 한다.

밖으로는 보이지 않는 큰 어금니(대구치)는 음식물을 부수는 맷돌과 같은 기능을 한다. 그만큼 어금니 건강은 위장건강과 밀접한 관계가 있다.

이에 비해 사랑니는 특별한 기능을 하지 않지만, 똑바로 나지 않으면 음식물이 끼어 구취의 원인이 된다. 염증이 잘 발생하기 때문에 특별한 관리도 필요하다. 하지만 무조건 발치를 하는 것은 바람직하지 않다. 치과전문의와 상담, 기능적인 측면 등 여러 가지를 고려해 결정하는 것이 좋다.

치아는 인체 조직 중에서 가장 단단한 조직이다. 음식물을 자르고 으깨는 역할뿐만 아니라 인상을 좌우하고 발음에 결정적인 영향을 준다. 치아가 고르지 못하면 발음이 정확하지 않다. 더구나 치아 한두 개가 특정이유로 빠졌다면 정확한 발음을 내기에 상당히 불편하다.

그만큼 치아는 유지와 관리에 신중하지 않으면 안 된다. 10대의 치아를 80대까지 이어가기 위해서는 보다 철저한 자기관리가 필요하다. 의·과학 기술의 발달로 좋은 의치도 많이 나와 있지만 원래 치아와 비교할 수는 없는 것이다.

더구나 의치는 아무리 잘 해도 잇몸에 염증을 유발하는 등 여러 부작용의 원인이 된다. 평소 치아를 얼마나 잘 관리했느냐에 따라 의치를 10년을 앞당겨 착용할 수 있고 착용시기를 20년 늦출 수도 있다.

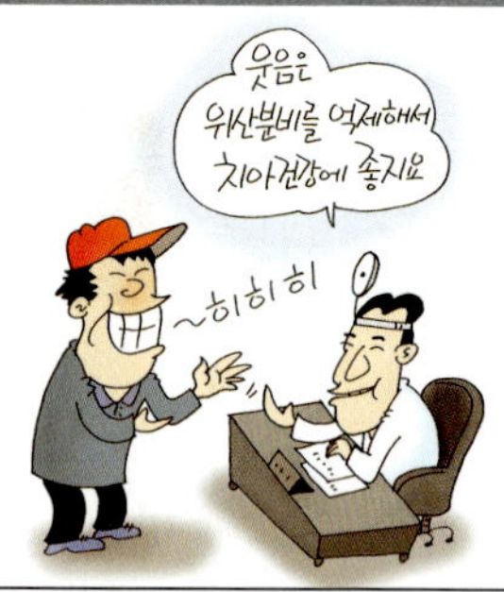

영화 〈프리티 우먼〉으로 일약 스타덤에 올랐던 미국 여배우 줄리아 로버츠의 웃음은 가히 백만 불 짜리라고 할 수 있다. 이와 잇몸이 다 드러나도록 입을 활짝 벌려 웃는 그녀를 보고 있으면 스트레스가 싹 날아가 버린다. 그 미소의 마력 때문인지 그녀가 출연한 대부분의 영화는 수많은 관객을 극장으로 끌어들였고 지금도 흥행 보증수표로 불리며 최고의 몸값을 자랑하고 있다.

그러나 사실 그녀는 그다지 미인이라고 볼 수 없는 생김새를 지녔다. 눈과 입등 얼굴의 모든 것이 필요 이상으로 크다. 그럼에도 불구하고 그녀는 함박꽃 같이 환하고 시원스런 웃음을 지음으로써 콤플렉스가 될 수 있는 외모를 오히려 아름답고 매력적으로 바꿔 놓았다.

국내 영화배우 심혜진도 마찬가지 경우라고 할 수 있다. 그녀는 영화보다 코카콜라 광고를 통해 먼저 알려졌다. 당시만 해도 빚어 놓은 듯한 얼굴의 배우나 탤런트가 일색이었는데 결코 미인이라고 할 수 없는 얼굴의 그녀는 톡 쏘는 듯한 시원한 웃음을 보임으로써 그녀만의 독특한 '콜라' 이미지를 심는 데 성공했다.

웃음이란 이처럼 좋은 것이다. 자신뿐만 아니라 상대방의 어두운 마음까지도 환하고 밝게 만든다. 많이 웃으면 현대인들에게 가장 흔한 질환 중의 하나인 스트레스성 위장장애도 고칠 수 있다. 실제 웃는 동안에는 위산 분비가 억제되기 때문에 웃음은 위산과다 예방과 치료에 톡톡히 한몫을 하고 있다. 만약 줄리아 로버츠나 심혜진 같은 배우들이 충치가 있거나 앞니가 벌어졌거나 이가 들쭉날쭉했다면 우리는 그녀들의 환한 웃음을 볼 수 있는 기회를 놓쳤을지도 모른다.

그런 점에서 강조하고 싶은 것은 치아건강이다. 웃을 때 매력 포인트가 되는 송곳니에 다이아몬드를 박아 아름다움을 배가시키는 사람들도 있다. 웃음을 더 매력적이고 개성 있게 만들려는 노력은 앞으로도 지속될 전망이다.

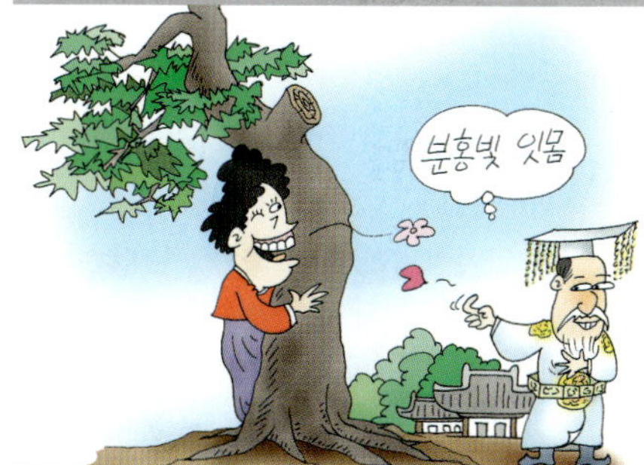

"**나는** 영혼을 위한 미장원을 열고 싶다. 내 영혼이 아름다워서도, 기적을 행하고 싶어서도 아니다. 찾아오는 이의 마음 속을 아름답게 손질해 주기 위해서이다."

시인 장 콕도의 말이다. 외적 아름다움을 지나치리 만큼 강조하는 요즘, 내면을 강조하는 그의 말은 많은 것을 생각케 한다. 고전 소설 〈박씨 부인전〉에 등장하는 박씨 부인은 그야말로 '박색' 이었지만 집안을 일으켜 세우고 남편의 사랑을 받았다. 천한 무수리 몸으로 숙종의 눈에 들어 영조 임금을 낳은 숙의 최씨도 마음씨는 후덕했을지언정 외모는 볼품없었다고 한다. 여자는 아니지만 〈노틀담의 꼽추〉에 등장하는 주인공 콰지모도는 또 어떤가. 괴물 같은 외모에도 불구하고 착한 마음씨로 결국 아름다운 집시여인의 사랑을 얻었다. 이처럼 아름다운 마음씨는 외적 힘을 능가하는 힘을 지녔다. 그러나 여기에는 간과할 수 없는 점이 있다. 그것은 바로 육체와 정신이 강력한 상호작용을 한다는 사실이다. 육체의 아름다움은 정신을 일깨우고 정신의 아름다움은 육체마저 빛나게 만든다. 흔히 "외모가 아름다우면 마음씨도 아름답다"고 하는데 그것도 어느정도 사실이다.

인간은 누구나 아름다운 영혼을 소망한다. 외모는 타고나지만 마음은 원하는 방향으로 가꿀 수 있다. 장 콕도는 시나 연극 같은 예술 창작을 통해 사람들의 영혼을 아름답게 손질해 주고 싶다던 뜻을 이루었다. 그렇다면 보통 사람들은 어떻게 영혼을 가꿀 수 있을까. 나는 한 가지 방법으로 '환한 웃음' 을 제안하고 싶다.

내가 건강하다는 것을 깨닫는 순간 영혼도 한층 활기차고 건강해진다. 자주 웃으면 피 순환도 좋아져 얼굴에는 생기가 넘치고 분홍빛이 감돈다. 웃음이 곧 마음의 기쁨으로, 마음의 기쁨이 웃음으로 바뀐다. 환한 웃음과 건강한 치아, 그리고 분홍빛 잇몸이야말로 아름다운 영혼을 가꾸는 텃밭이다. 분홍빛 잇몸을 갖는 것도 결코 어렵지 않다. 스스로 노력하고 치료의지가 있다면 누구나 가능하다.

04 ● 이를 보이지 않는 습관

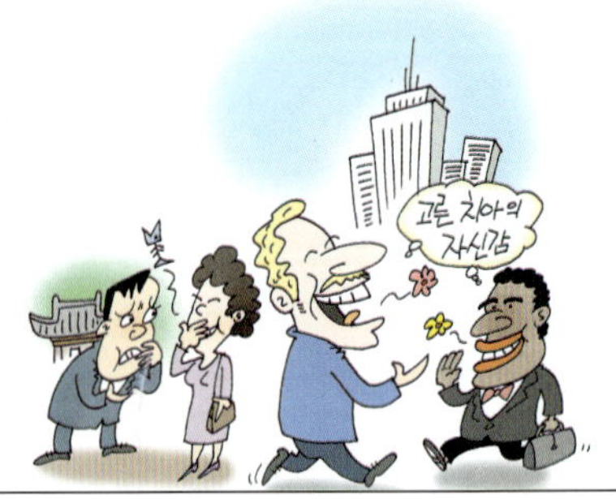

나이가 들다 보면 치아는 하나 둘씩 수명을 다해간다. 그런데 간혹 60~70대가 되어도 건강한 치아를 유지하는 사람들을 볼 수 있다. 그런 사람들은 대부분 환한 미소에 얼굴도 건강해 보인다.

건강한 치아를 얼마나 오랫동안 갖느냐는 개인에 따라 달라질 수 있으나 국민성도 크게 작용한다. 예를 들어 우리나라 사람들의 경우 30대 이상만 되면 나이에 해당되는 만큼 잇몸질환이 빈발하는 것은 국민성과 관계가 있다.

미국이나 유럽 사람들의 인사 가운데 가장 중요한 포인트는 웃는 얼굴이다. 출장 길에 호텔 엘리베이터에서 사람들을 보면 처음 만난 사람이라도 대부분 활짝 웃으며 인사를 보낸다. 그야말로 우리와는 상반되는 습관이다. 우리나라 사람들은 인사를 중시하지 않는 것은 아니지만 말없이 고개만 끄떡인다.

웃을 때도 마찬가지다. 남성이나 여성 할 것 없이 웃을 때 입을 가리는 것도 우리나라 사람들의 독특한 습관 중의 하나이다. 그런 점에서 웃음이라는 것은 가지런한 치아를 갖고 있다는 자신감의 상징인지도 모른다. 웃음뿐만이 아니다. 아무리 얼굴이 잘 생겼더라도 치열이 고르지 못하고 구취를 심하게 풍기는 여성에게는 호감을 가질 수가 없다.

서구 사람들이 가벼운 키스 인사를 하는 것은 입 안이 깨끗하다는 상징이다. 어릴 때부터 입 안을 깨끗하게 하는 습관을 철저히 교육받는다. 미국에서 임상경험을 할 때 느꼈던 것 중의 하나는 정말 우리나라 사람들에 비해서 입 안이 깨끗하다는 것이다.

치열을 교정하면 가지런한 이를 가질 수 있을 뿐만 아니라 충치와 잇몸질환을 막는 데도 결정적인 역할을 한다. 딱딱한 음식이 치아를 튼튼하게 한다고 지적하였듯이 스테이크를 먹는 식사습관 역시 치아와 턱을 강하게 한다.

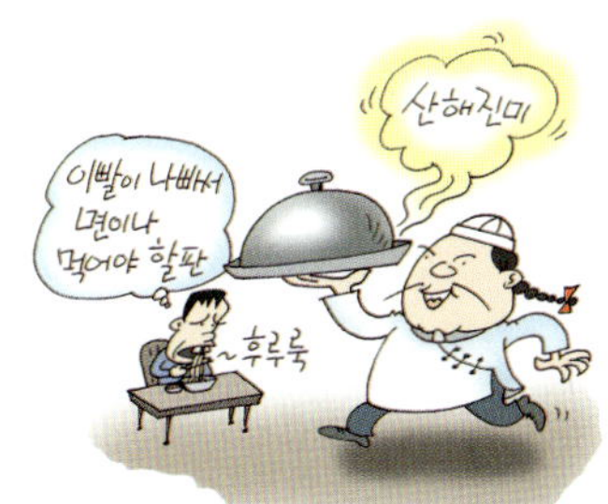

〈**탈무드**〉**에** 보면 예쁜 여자와는 3개월을 살고 착한 여자와는 3년을 살고, 요리를 잘 하는 여자와는 30년을 산다는 말이 있다. 또 어떤 사람은 가장 이상적인 결혼생활 형태로 '일본인 처에 중국인 요리사'를 꼽기도 한다.

남성 중심적인 시각에서 나온 말이긴 하지만 음식 솜씨가 훌륭한 여자를 으뜸 신부감으로 친 것은 동서양이 비슷한 것 같다. 우리가 살아가는 데 있어 필수 조건인 의식주 가운데서도 가장 중요한 것은 먹는 것이라고 할 수 있다. 설령 보석으로 치장하고 황금침대에서 잠을 잔다 하더라도 음식을 먹을 수 없다면 그것은 곧 죽은 자의 삶이나 다름없을 것이다.

음식은 여러 가지 상징적인 의미로 쓰이기도 한다. 부나 권력의 상징으로 쓰이는가 하면 근원에 대한 향수나 그리움을 나타내기도 한다. 또 인간의 욕망이나 성적인 은유를 띠기도 한다. 된장냄새를 맡고 고향이나 어머니를 떠올린다거나 식품과는 무관한 내용을 선전하면서 살짝 벌어진 붉은 입술 속에 음식을 밀어넣는 장면을 연출해 사람들의 호기심을 자극하는 것은 흔히 볼 수 있는 예이다.

음식이 기본욕구의 상징이라면 음식을 잘게 부숴 몸이 받아들이기 좋은 형태로 바꿔주는 이는 바로 욕구해소의 아킬레스 건이다. 치아가 건강하지 않다면 산해진미가 무슨 소용이겠는가. 치아는 입 속에 들어온 음식물을 잘게 부수고 침과 섞어 위나 장이 받아들이기 좋은 상태로 바꿔준다. 다른 장기가 아무리 튼튼해도 치아가 제 기능을 발휘하지 못한다면 우리의 생명은 위협받게 된다. 이는 그 단단함 속에 섬세한 신경과 심장으로 이어진 혈관을 숨기고 있다. 그리고 몸 속의 다른 장기와 마찬가지로 살아 움직이며 매일 조금씩 자란다. 그러므로 체력단련을 위해 매일 운동을 하듯이 건강한 이를 유지하고 가꾸기 위한 노력을 기울여야 한다. 충치나 질환이 없는 건강한 이를 갖는 것이야말로 인류의 오랜 바람이 아닐까.

06 ● 치아건강과 정력

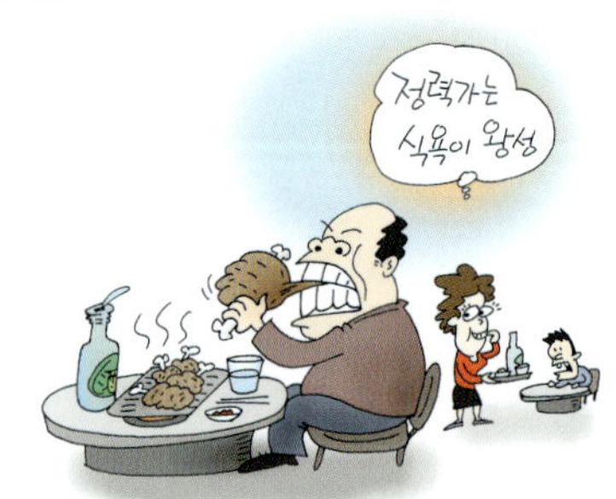

미국의 그 유명한 '지퍼 게이트'가 터졌을 때 클린턴의 인기가 떨어질 것이라는 세간의 추측은 빗나가고 말았다. 사람들이 분노한 이유는 클린턴이 백악관 인턴 모니카 르윈스키와 부적절한 관계를 맺었기 때문이 아니라 진실을 숨기기 위해 거짓말을 했기 때문이었다. 당시 우리나라 신문들은 시사만평에 이 세기의 섹스 스캔들을 희화해서 실었다. 그 중에는 바지 지퍼를 내린 클린턴이 익살스레 웃으며 아시아를 향하는 모습도 있었다. 막강한 힘의 나라 미국. 그 나라의 지도자가 곧 자신의 힘을 상징하는 성기를 약소국가를 향해 내밀고 있다는 것인데, 부적절한 관계에 대한 비난에도 불구하고 여유 있게 웃을 수 있는 것은 바로 '힘의 힘' 때문이라는 통렬한 묘사였다고 생각된다.

인류발생 초기부터 지금까지 남성들이 간직해온 변함없는 소망이 있다면 바로 '힘 있는 남성'일 것이다. 그래서인지 외모의 결점을 성적인 것으로 만회하려는 속설들도 많다. '코가 크면 성기가 크다'거나 '대머리는 정력만큼은 끝내준다'는 말 등이 대표적이다. 코와 성기의 연관성은 알 수 없지만 대머리와 성욕은 상당히 관련이 있는 것으로 알려져 있다. 대머리는 남성호르몬이 지나치게 분비되어 만들어지는데 이 남성호르몬은 성 활동에 결정적인 영향을 미치기 때문이다.

'정력가는 식욕과 성욕이 높다'는 말도 신빙성이 있다. 잘 먹고 정력적으로 일하는 사람들은 자신의 신념에 따라 일을 처리하고, 긍정적으로 생각한다. 또 이런 사람들은 '차면 내보내는' 자연의 섭리에 충실하게 자신을 맡길 줄도 안다.

몸과 마음이 건강할 때 건강한 성을 영위할 수 있다. 입과 치아는 건강으로 가는 첫 관문이다. 씹는 활동은 '호르몬의 왕'이라고 불리는 뇌하수체 호르몬의 생성과 분비를 돕는다. 만약 치아가 어긋나거나 잇몸에 병이 있어 제대로 씹지 못한다면 '힘 있는 남성'에 대한 바람은 영원히 염원으로 남을 수밖에 없다.

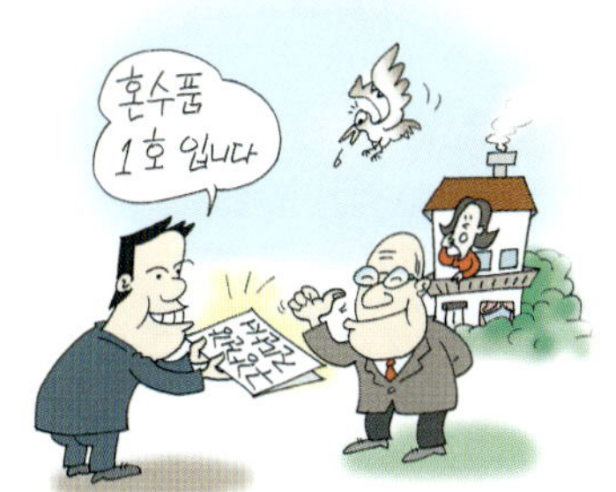

몇 해 전 미국 〈피플〉지 조사에 따르면 미국 여성들이 뽑은 최고의 신랑감 1위는 조지 클루니였다. 개리 그랜트와 클라크 케이블이 만난 듯 섹스 어필한 용모와 주름진 강아지 눈, 그리고 마치 여성의 손길을 기다리듯 부드러워 보이는 은회색 머리카락 등이 여성들의 호감을 끌었다는 분석이다. 그러나 정작 조지 클루니 자신은 "나는 결혼에 적합한 사람이 아니다"라는 반응을 보였다.

우리나라에서도 비슷한 조사가 행해진 적이 있다. 섹스코미디 〈이프〉의 개봉을 앞두고 인터넷을 통해 "당신이 만약 싱글마더라면 누구의 정자를 받고 싶은가"라는 설문조사를 벌인 것이다. 그 결과 순위에 든 사람들 대부분이 연예계 빅스타들이었다. 신세대들이 좋아하는 배우, 탤런트, 가수가 순위에 올랐다. 여성들이 이처럼 스타를 최고의 배우자 감으로 꼽는 것은 그들이 누리는 부와 명성, 그리고 화려함에 대한 동경 등이 심리 저변에 깔려 있기 때문이다.

일등 신랑감은 좋은 집안에 좋은 학벌, 그리고 경제적인 능력이 있는 남자를 말한다. 일등 신부감이 되려면 역시 좋은 집안과 학벌, 그리고 미모를 갖추어야 한다. 또한 요즘 젊은이들은 배우자를 고를 때 남녀를 불문하고 상대방이 가진 경제력을 가장 중요한 요건으로 꼽으며, 이 같은 경향은 스스로가 직업적 · 경제적으로 성공한 경우에 더 강하게 나타난다고 한다.

이들에게 외모나 능력보다 사람 됨됨이와 건강을 먼저 살펴봐야 한다고 말하면 시대에 뒤떨어진 인간으로 치부될 것이다. 하지만 건강보다 더 중요한 것은 없다. 돈으로도 살 수 없는 것이 있다면 그것은 바로 신체와 정신 건강이다. 혼수품목에 건강진단서를 첨부해야 한다는 이야기가 있다. 나는 여기에 한술 더 떠 구강건강진단서도 첨부해야 한다고 말하고 싶다. 구강건강은 평상시 관리로 얼마든지 지킬 수 있는 만큼, 평소의 생활습관과 성실도를 따져보는 척도가 될 수 있다.

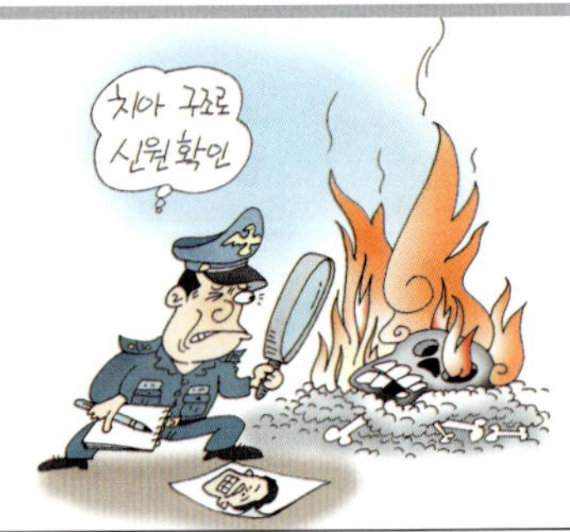

할리우드 영화 〈나인야드〉에서는 시체를 처리하는 과정에서 치과의사의 활약이 두드러진다. 오즈는 착하지만 가난한 치과의사로 악독한 아내와 이혼하는 것이 소원이었다. 옆집에 전대미문의 킬러 조지 튤립이 이사 오면서 그는 우연히 갱들의 암투에 휩싸이게 된다. 그리고 사랑하는 여자의 생명을 구하기 위해 기꺼이 조지를 돕는다. 시체의 이를 몽땅 뽑아낸 후 조지의 치아구조와 똑같이 만든 것이다. 그 시체는 다른 시체들과 함께 불태워지고 조지는 서류상 죽은 것으로 처리됨으로써 일체의 감시로부터 벗어난다. 경찰이 불탄 현장에서 죽은 사람들의 신원을 확인하는 데 사용한 것은 바로 시체의 치아 구조였다.

사람이나 짐승이 형체를 알아볼 수 없을 정도로 타버린다고 해도 치아만은 남는다. 짐승은 죽은 후 가죽을 남기고 사람은 이름을 남긴다고 했지만 가죽이나 이름보다 더 오래 남는 것이 있다면 바로 치아이다. 이의 생김새와 구조는 그 사람의 생전 모습을 추정케 하는 귀중한 단서이다.

이는 야수성과 공격성을 상징하기도 한다. 피카소의 걸작 〈게르니카〉(1933년)에 등장하는 인물과 동물은 이를 다 드러내고 있다. 배경을 모르고 보더라도 섬뜩함과 참혹함이 느껴진다. 흑과 백으로만 처리된 화면도 화면이지만 섬뜩함의 본질은 등장인물들이 환하게 드러내고 있는 이에 있다. 그림의 배경인 게르니카는 인구가 7,000명밖에 안 되는 스페인의 작은 마을이다. 스페인 반란군 프랑코는 히틀러와 무솔리니의 지지에 힘입어 무차별 폭격을 했고 마침 그날은 게르니카의 장날이어서 수많은 사람들이 떼죽음을 당했다. 피카소는 총 대신 붓으로 그날의 악몽을 재현한 것이다. 이 그림은 프랑스와 미국에서 전시되어 세계인의 심금을 울렸고, 결국 반란군은 패배했다. 자칫 역사책 속에 몇 줄 기록만으로 남을 뻔했던 것을 피카소는 생생하게 그려 후세까지 알리는 데 성공했다.

최상 컨디션과 치아건강 ● 09

시합을 앞둔 스포츠 선수들은 누구나 가장 좋은 컨디션을 유지하기 위해 노력한다. 아무리 실력이 뛰어나다고 해도 그 당시의 컨디션이 나쁘면 제 실력을 발휘할 수 없기 때문이다.

그런데 턱 관절이나 치아 다물림에 문제가 있다면 아무리 애를 써도 신체 컨디션이 100%로 끌어 올려지지 않는다. 그 이유는 여러 가지가 있지만 특히 이가 멜라토닌이라는 생체 호르몬의 생성과 분비에 직·간접적인 영향을 미치기 때문이다.

멜라토닌은 생체리듬을 관장하며 피로해소와 백내장 예방·심장병과 암을 치료하거나 예방하는 효과가 있다. 또 불면증을 치료해 주며 노화를 막아 장수에도 큰 도움을 준다. 멜라토닌은 뇌에서 만들어져 온 몸으로 퍼진다. 이때 치아의 신경은 멜라토닌이 온 몸으로 퍼져 나가는 길목이 된다.

따라서 치아에 문제가 있으면 신체 여러 부위로 원활한 전달이 어려워진다. 이 다물림에 문제가 있으면 신체 스트레스도 증가하는데 스트레스를 받으면 멜라토닌 분비량이 급격하게 줄어든다. 멜라토닌 양이 줄어든다는 것은 그만큼 우리 몸이 전신 질환에 노출되어 있음을 의미한다.

이 경우 치과 치료를 통해 근본적인 문제를 없애면 다시 멜라토닌의 생성과 분비가 활발해져 피로와 만성두통 등이 사라진다. 멜라토닌은 이밖에 시차 적응에도 영향을 미친다. 많은 운동 선수들이 턱 관절을 치료하고 난 후 시합에서 좋은 컨디션으로 우수한 성적을 얻는 것도 시차적응을 잘 했기 때문이다.

우리가 알고 있는 유명한 야구선수나 마라토너 상당수도 턱 관절 치료를 받은 것으로 알려져 있는데 ,그것은 턱 관절과 건강이 중요한 상관성을 지닌다는 것을 반증한다. 그러므로 과격한 운동을 할 때는 꼭 마우스 피스를 착용해야 한다. 마우스 피스는 탄력성 있는 플라스틱이나 실리콘으로 만들어져 충격을 줄여준다.

10 ● 치아 한 개의 소중함

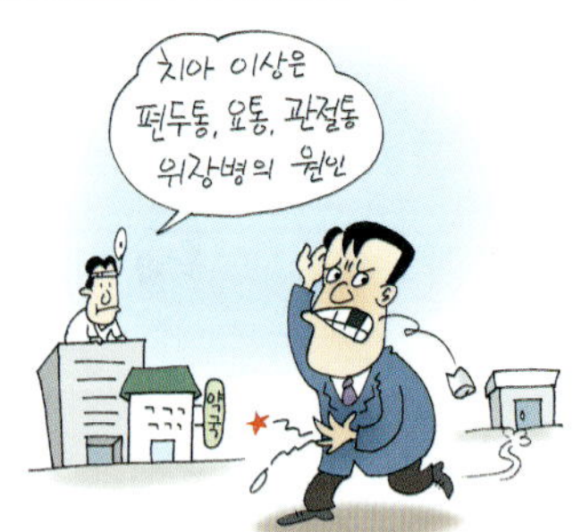

치아는 단 한 개라도 빠졌을 때 그때부터 큰 문제가 생기기 시작한다. 즉시 치료를 해주지 않으면 시간이 지나면서 이의 맞물림이 어긋나거나 악관절 부위에 통증을 느낀다.

대부분의 사람들은 치아 하나 빠진 것이 무슨 큰 문제냐고 간과하기도 한다. 하지만 치아는 하나만 빠지더라도 그것으로 끝나는 것이 아니라는 점을 염두에 둬야 한다. 우선 씹는 것이 부자연스러워 턱 근육의 이상발달을 부를 수 있고, 치아 사이가 벌어져 교정이 필요할 정도로 악화되기도 한다. 또한 입을 벌렸을 때 빠진 부분이 보인다면 다른 사람들에게 좋은 이미지를 주지 못한다.

외상이 아니라면 치아는 나이를 먹으면서 오랫동안 천천히 빠진다. 어금니 하나가 빠졌을 경우 시간이 지나면서 앞니가 벌어지는 것은 당연한 이치다. 일반적으로 치아는 위에서 가해지는 힘에 대해서는 강하지만 옆으로 가해지는 힘에 대해서는 한없이 약하다. 별로 심하지 않게 주먹다짐을 하더라도 치아 몇 개 정도는 쉽게 빠질 수 있다.

우리는 음식물을 섭취할 때를 제외하고는 이를 '악' 물지 않는다. 무의식적으로 이를 무는 사람들도 더러 있는데 이런 습관은 바람직하지 않다. 이를 무는 것을 크런칭이라고 하는데 이때 치아에 엄청난 힘이 가해져 치아건강에 나쁜 영향을 준다.

나이가 들거나 사고를 당해 의치를 해 넣었을 경우는 치아건강에 더 나쁜 영향을 주는 것은 당연한 이치다. 그러나 더 큰 문제는 치아 이상이 단순히 구강질환으로 끝나는 것이 아니라는 점이다. 편두통이나, 요통, 악관절 통증 등을 느끼는 상당수 환자는 치아문제가 원인인 경우가 많다. 음식을 제대로 씹을 수 없다면 식습관도 좋지 못하게 되고, 위장병이나 다른 질환을 부르기도 한다.

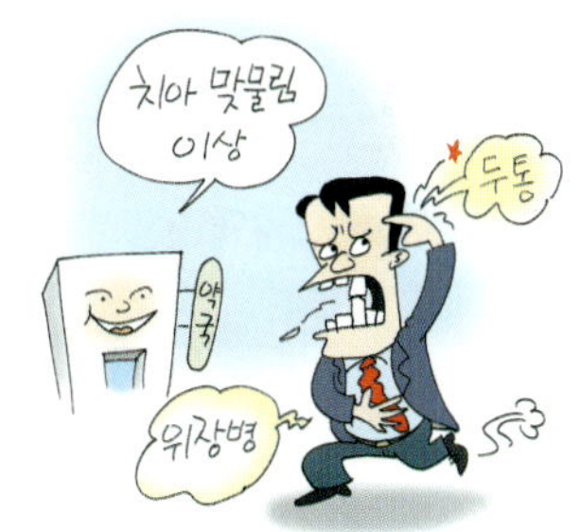

치아건강이 중요한 이유는 이것이 당장 생명을 좌지우지하지는 않지만 궁극적으로는 오장육부의 수명에까지 영향을 미치기 때문이다. 예를 들면 치아 맞물림이 원활하지 못한 사람은 그렇지 않은 사람에 비해 피로감을 많이 느낀다.

만성 두통이나 위장장애를 호소하는 사람들은 상당수가 뇌나 장기에 문제가 있는 것이 아니라 치아 맞물림에 이상이 있다. 충치나 잇몸염증이 없더라도 어떤 이유로든 맞물림에 이상이 있다면 극심한 통증에 시달리는 경우가 많다.

간혹 신문이나 방송을 통해 치과의사가 두통이나 만성 위장병을 언급하는 것은 질병이 생기게 된 원인에 대한 메커니즘을 알기 때문이다. 턱은 윗부분은 고정되어 있는 상태에서 아래턱을 움직여 말을 하거나 음식물을 씹는 구조로 되어 있다. 그래서 아래턱은 원활하게 움직이게 하기 위해 근육이 달려 있다.

근육은 생각보다 대단히 정교하다. 치과를 찾는 상당수 환자들의 경우 정면에서 얼굴만 봐도 오른쪽 어금니로 잘 씹는지, 아니면 왼쪽 어금니로 잘 씹는지 평소 식습관을 알 수 있다. 그만큼 아래턱 근육은 정교하고, 조금만 맞물림이 어긋나도 몸에 이상이 생긴다.

두통이나 위장장애뿐만이 아니다. 이유없이, 그리고 병원에서 아무리 진단을 받아도 원인을 찾지 못하는 어깨결림이나 손저림, 혈압이상 등도 치아 맞물림 잘못으로 오는 경우가 많다.

평소 씹는 습관은 매우 중요하다. 진료를 하다 보면 의외로 많은 사람들이 특정 치아를 집중적으로 사용하는 버릇이 있음을 발견한다. 그런 사람들은 지나치게 닳은 치아가 있는 반면, 특정 치아는 새것과 다를 바 없다. 한쪽 턱 근육이 육안으로 보기에도 지나치게 발달해 불균형을 이루고 있음은 물론이다.

12 ● 나쁜 습관과 치아건강

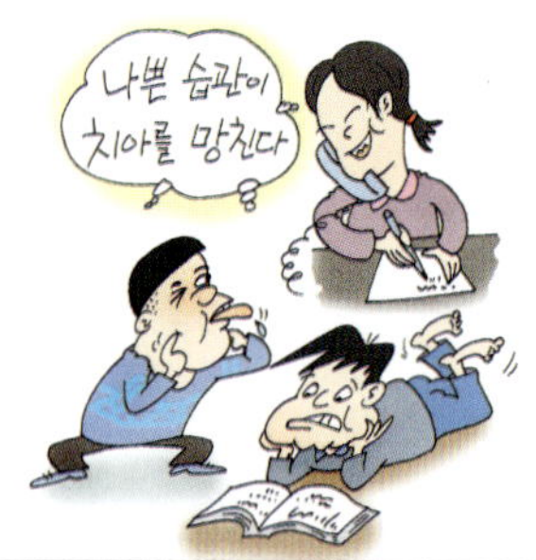

습관은 그 사람의 평생을 좌우한다. '세 살 버릇 여든까지 간다' 는 속담은 그저 나온 말이 아니다. 어린 시절의 습관이 그 사람의 미래를 바꾸어 놓는 경우는 수없이 많다. 특히 어린 시절 잘못된 습관으로 치아교합이 나빠지면 평생을 콤플렉스와 신체적인 고통 속에서 살아야 한다. 그러므로 나쁜 습관은 일찍 고칠 수 있도록 어른들이 도와줘야 한다.

젖니가 빠지고 영구치가 날 무렵에는 아이에게 각별한 관심을 갖고 습관적인 행동을 고치도록 유도해야 한다. 혀를 자주 내밀거나 입술을 깨무는 행동이 지속되면 부정교합이 될 수 있다. 또 비염이나 축농증이 있어서 입으로 숨을 쉬면 아래턱이 내려가고 머리가 뒤로 젖혀져 이가 들쭉날쭉해진다. 턱을 괴는 버릇이 있으면 아래턱 뼈가 앞으로 자란다. 옛날 사람들이 턱을 괴면 복이 나간다며 아이들에게 턱을 못 괴도록 막은 것도 다 이유가 있어서였다.

턱은 이를 사용하는 데 있어서 아주 중요한 부위이다. 이가 아무리 건강해도 턱에 문제가 있으면 제 기능을 발휘할 수 없다. 간혹 입이 잘 벌어지지 않거나 악관절에서 소리가 난다거나 턱의 통증을 호소하는 경우가 있는데, 이는 악관절증일 가능성이 높다. 악관절증은 턱 관절에 강한 힘이 가해져 손상을 입었을 때 생긴다. 또 오랫동안 음식을 한쪽으로만 씹어 턱의 근육이 비정상적으로 발달해 생기기도 한다. 악관절증은 가만히 있을 때는 아프지 않다가 음식을 씹거나 턱을 움직일 때, 혹은 입을 크게 벌릴 때 아프다. 턱을 움직일 때 소리가 난 뒤에 갑자기 입이 잘 벌어지지 않게 되었다면 턱관절 디스크에 문제가 생겼을 수 있다.

악관절증은 하루 아침에 생기지 않는다. 자신도 모르게 조금씩 진행되어 증세가 나타나므로 평소의 바른 습관이 중요하다. 턱을 괴거나 수화기를 턱에 끼고 전화를 받는 습관, 지나치게 힘을 주어 씹거나 이를 악무는 습관도 버려야 한다.

아무리 아름다운 신부라도 잠을 잘 때 이를 가는 버릇이 있다면 매력은 반감할 것이다. 특히 옆에 누운 신랑이 이를 가는 소리 때문에 잠을 못 이룬다면 그는 별의별 생각이 다 들 것이다. '낮에 무슨 기막힌 일이 있었기에 저렇듯 이를 가나' 하고 말이다. 이를 가는 버릇은 듣기에도 좋지 않고 당사자의 건강에도 나쁘다. 이럴 때 본인은 잘 모르기 때문에 옆 사람들이 고칠 수 있도록 말해 줘야 한다.

신체의 피로가 심하거나 정신적인 스트레스를 받으면 이갈이는 더 심해진다. 이를 갈면 턱 관절과 입 주위의 근육에 피로가 쌓여 결국 전신이 피로해지고 이가 흔들려 치열에 나쁜 영향을 미친다. 이를 갈 때는 음식을 씹을 때보다 배 정도의 힘이 가해지기 때문이다. 심할 경우 평소보다 100배 정도의 힘이 가해진다. 심하면 이가 닳거나 구부러지거나 귀퉁이가 떨어져 나가 통증을 느낄 수도 있다. 이갈이 습관을 없애려면 우선 스트레스를 덜 받도록 노력하는 것이 최선이다.

잠 들기 전 가벼운 스트레칭을 해도 좋은 효과를 얻을 수 있다. 좀 더 적극적인 방법은 나이트 가드를 끼고 자는 것이다. 나이트 가드란 이갈이 방지장치로 어떤 일을 하면서 이를 세게 물어야 할 때도 착용하면 도움이 된다.

이는 하나만 빠져도 전체가 영향을 받아 치열 전체가 어그러져 버린다. 그러므로 단 하나의 치아라도 소중히 간수해야 한다. 이는 위에서 가해지는 힘에는 잘 견디지만 옆에서 가해지는 힘에는 아주 약하다. 이가 빠진 자리를 그대로 내버려 두면 다른 치아들이 조금씩 옆으로 밀리면서 틈이 생기고 들쭉날쭉해진다. 그러면 칫솔질을 할 수 없는 부분이 발생해 충치도 잘 생긴다. 이와 잇몸 사이에도 틈이 생겨 잇몸병이 생길 확률도 높아진다. 그러면 음식을 잘 씹을 수 없고 아래윗니가 잘 맞지 않아 턱뼈에도 문제가 생길 수 있다. 치아는 하나도 잃지 않는 것이 좋지만 만약 하나라도 빼야 한다면 곧 그 자리에 새 치아를 만들어 넣어야 한다.

14 ● 담배의 해악

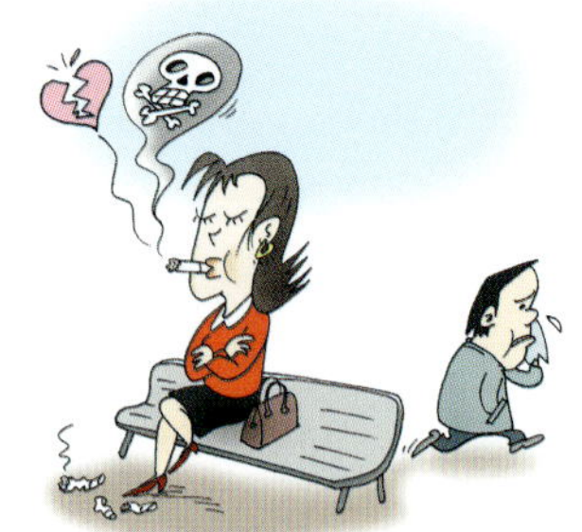

각급 단체의 지속적인 금연 캠페인에도 불구하고 흡연자는 크게 줄어들지 않고 있다. 청소년과 여성 흡연자들의 숫자가 줄어들지 않기 때문이다. 의학계에서 지적하고 있듯 담배가 몸과 치아건강에 미치는 해악은 치명적이다. 만약 가족 중 한 사람이 담배를 하루 10개피 피운다면 가족 역시 3~4개피를 피우는 것과 같다. 부모가 담배를 피우면 아이들은 호흡기가 약해져 질병에 잘 걸리고 성장도 늦어진다.

애연가의 입에서는 고약한 냄새가 난다. 아무리 양치질을 해도 냄새가 지독하기 때문에 없어지지 않는다. 치아는 누렇게 변하고 입 안이 더러워진다. 잇몸병과 풍치가 생기기 쉽고 구강암에 걸릴 가능성도 높다. 몸의 면역력 강화에 필수적인 비타민 C를 파괴해 피로감도 쉽게 느낀다.

우리가 어린 시절 아버지 냄새로 기억하는 것도 알고 보면 담배에 찌든 냄새다. 그러나 남자들이 풍기는 담배 냄새는 당연시하면서 아직도 여성들이 풍기는 담배냄새에는 불쾌감을 표시하는 사람들이 꽤 있다. 심지어 키스를 할 때 연인의 입에서 담배냄새가 나서 헤어질 것을 결심했다는 왕보수파 남성도 의외로 많다. 아무튼 담배가 인체에 끼치는 영향을 생각하면 남녀를 불문하고 담배만큼은 보수적이어도 좋을 듯하다.

담배를 많이 피우는 사람은 치아도 빨리 더러워진다. 담뱃진은 아무리 양치질을 해도 잘 떨어지지 않는다. 앞니의 옆면이 특히 잘 더러워지는데 이 부분에는 입술이나 혀가 닿지 않고 침이 잘 가지 않아 더러운 것이 금방 달라붙어서 말라버리기 때문이다. 소극적인 방법이기는 하지만 흡연 후 바로 구강세정제로 헹궈내면 담뱃진이 붙는 것을 조금이나마 막을 수 있다. 그러나 가장 확실한 방법은 흡연가의 경우 1년에 2차례 이상 스케일링을 받는 것이다.

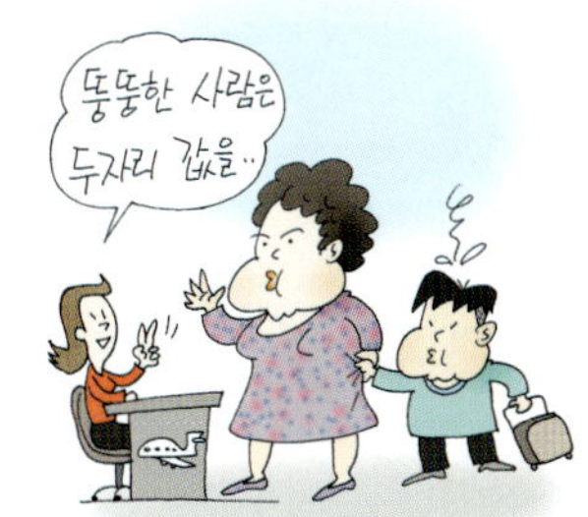

뚱뚱한 사람이 환영받는 곳은 어디일까? 뚱뚱한 사람이 오자 '물 좀 아껴쓰자' 고 소리를 지르던 목욕탕 주인이 날씬한 여자가 들어오자 '날씬하면 좋~지 뭐' 라고 말하는 광고는 많은 것을 시사한다. 비만인들을 바라보는 사회의 시선이 갈수록 곱지 않다. 몇 해 전 지나치게 뚱뚱한 사람은 2좌석을 예약해야 한다는 항공사도 생겼다. 어쩌면 앞으로 극장에서도 뚱뚱한 사람들은 의자 2개가 연결된 연인석을 끊어야 할지 모른다.

과거 유복함의 상징이었던 살이 이제는 그야말로 비계덩이로 천대받는 시대가 되었다. 비만은 게으름과 무절제함을 의미하게 되었다. 텔레비전이나 영화를 보면 탐욕스런 인물은 거의 뚱뚱한 사람들이며 매력적인 사람들은 모두 날씬하다. 너무 살이 쪄서 이혼까지 당했던 독일 외무장관 요시카 피셔는 이를 악물고 매일 뛴 끝에 결국 예전의 날씬한 몸매를 되찾아 제 2의 인생을 누리고 있다고 한다.

이렇게 비만이 사회문제로 떠오르게 된 가장 큰 이유는 식습관과 생활습관의 변화이다. 과거에 비해 열량과 지방질이 높은 식품과 인스턴트를 많이 먹는 대신, 신체 활동량은 눈에 띄게 줄어든 것이다. 어른 비만은 지방세포의 크기가 커지는 것이지만 청소년 비만은 지방세포의 수가 늘어나기 때문에 더 큰 문제이다. 다이어트를 통해 세포의 크기는 줄일 수 있지만 수를 줄일 수는 없기 때문이다. 또 비만아들은 고지혈증, 지방간 같은 성인병을 앓을 수도 있다.

이렇게 환영받지 못하는 것이 비만이지만 치과에서만큼은 예외이다. 비만아는 충치가 잘 안 생기기 때문이다. 얼굴이 통통한 어린이 역시 충치가 거의 없다. 대부분의 비만아나 통통한 얼굴의 아이들은 침샘이 발달되어 있고, 잘 분비되는 침은 충치의 발생을 사전에 막아준다. 한 쪽을 막으면 다른 쪽을 열어두는 신의 섭리가 여기에도 작용하는 것이다.

16 ● 금니에서 다이아몬드로

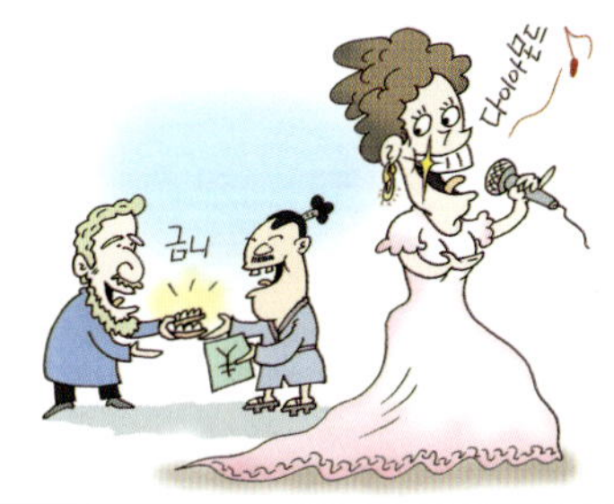

과거 금이 부의 상징이었던 시절에는 사람들이 재산을 몸에 지니는 방법으로 금니를 해 넣었다. 2차 대전 당시 유태인들은 살아 남기 위해 금니를 뽑아 팔았고, 우리나라를 침략했던 일본인들은 성한 이를 빼낸 후 금으로 틀니를 만들어 꼈다는 이야기도 전해져 온다. 위급한 상황에서 금은 바로 환전의 가치를 지닐 만큼 귀했기 때문에 금니는 곧 부의 상징이기도 했다. 그러나 시대가 바뀌어 요즘 금니는 오히려 아름다움을 해치는 것으로 받아들여지고 있다.

웃을 때 가장 눈에 띄는 부위인 송곳니에 다이아몬드를 박아 넣음으로써 아름다움을 높이는 것도 이런 시대흐름에 따라 나타난 풍조이다. 다이아몬드는 공기압력 무통치료기로 치아 표면에 작은 홈을 파고 불소레진을 발라 붙인다. 통증이 없기 때문에 마취를 할 필요도 없다. 다이아몬드를 붙인 위에 특수코팅을 하므로 음식이 낄 염려가 없고 칫솔질을 해도 안전하다. 다이아몬드를 빼고 싶으면 언제든 제거할 수 있고 홈이 패인 자리는 불소레진으로 메우면 흔적 없이 원 상태로 된다. 흔히 박는 다이아몬드 크기는 0.005캐럿 정도이나 조금씩 차이가 나는데 남성보다는 여성, 상대적으로는 가수나 탤런트 등 연예인들이 선호한다.

하얀 치아에 대한 바람도 보통이 아니다. 하얀 이가 누렇거나 검게 변하는 것은 담배나 차와 같은 기호품, 고춧가루 속 색소 등이 치아의 미세한 틈으로 들어가 굳어진 까닭이다. 이가 만들어지는 5~6세 이전에 테트라사이클린 계통의 항생제를 먹어도 치아색이 암갈색이나 회색으로 변할 수 있다. 치아는 한번 색이 변하면 웬만한 노력으로는 제 색을 찾기 어렵다. 그러나 미국에서 개발된 알곤 레이저의 활용으로 쉽고 간단하게 최대한 원래의 색으로 되돌릴 수 있게 됐다. 색이 변한 치아에 표백제를 바른 후 알곤 레이저를 쏘이면 표백제가 이에 달라붙어 다른 색소를 녹인다. 이 레이저 미백술은 FDA(미식품의약국) 안전성 입증을 받았다.

태교란 말 그대로 태어나기 전 뱃속에 있는 아이를 위한 교육이다. 옛날부터 우리나라를 비롯한 동양에서는 태교의 중요성을 강조했다. 태아는 엄마의 모든 행동과 마음가짐을 보고, 듣고, 느낀다고 본 것이다.

불과 얼마 전까지만 해도 서양에는 태교라는 개념 자체가 없었다. 과학적으로 뒷받침되는 사실만을 받아들이는 사고방식 탓이었다. 그러나 이제는 그렇지 않다. 의술 발달로 신비에 싸였던 생명의 탄생 과정이 하나씩 드러나고 있기 때문이다. 세계적인 천재를 숱하게 낳은 유태인들도 태교의 중요성을 강조하고 있다. 그들은 랍비의 가르침에 따라 경건하고 청결한 몸 가짐을 통해 좋은 아이를 낳기 위해 정성을 기울인다.

태교법이 다양한 만큼 먹지 않아야 될 음식도 많은데 그 내용이 참 재미있다. 우리나라에서는 토끼고기를 먹으면 언청이를 낳는다고 생각했다. 토끼는 입과 코 사이가 찢어져 있기 때문이다. 태교에 관심이 없었던 서양에서도 딸기를 먹으면 아기 얼굴에 딸기 같은 점이 박힌다는 속설이 전해진다.

임신 중에는 치아관리에도 특히 유념해야 한다. 임신 중에는 충치나 잇몸병이 생길 확률이 평상시의 2배 정도 높다. 임신을 하면 체온이 높아지는 등 여러 요인으로 입 속 세균이 잘 번식하기 때문이다.

입덧 때문에 치아를 제대로 관리하지 못하고, 위산이 나와 이를 부식시키는가 하면, 시도 때도 없이 먹고 편식을 함으로써 충치가 생길 가능성도 높다. 충치나 풍치가 생기면 임신 중이라고 무조건 치료를 미루는 경우가 많은데 이는 잘못된 생각이다. 임신 중이므로 오히려 치료를 해야 건강한 아이를 낳을 수 있다. 임신 3~6개월 사이는 안정기로 스케일링 등 치료를 받아도 괜찮다. 또 국소마취제는 태아에 해가 없다.

18 ● 지나친 자신감의 함정

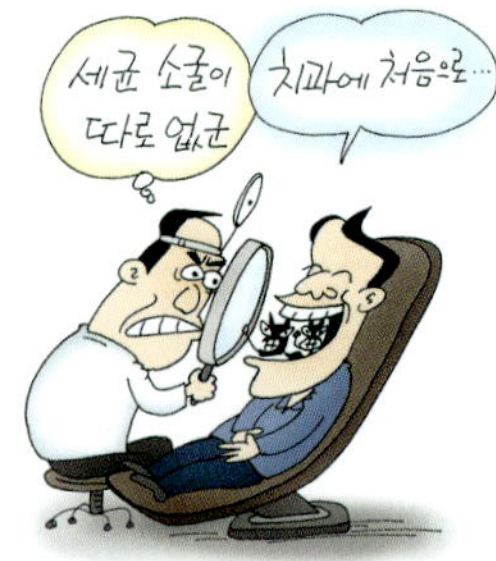

　치과를 찾는 사람들 중에는 자신의 치아건강에 대해 자신감을 갖고 있는 사람들이 의외로 많다. 자신의 치아는 선천적으로 튼튼하다든지, 잇몸염증만 조금 있을 뿐 아무런 문제가 없다는 믿음이 바로 그런 것들이다. 그러나 이들을 진단해 보면 의외로 문제가 많다. 간단한 잇몸질환이라고 생각하는 사람들 중에는 증상 자체가 가볍지 않은 사례가 부지기수이다. 이들 상당수는 이가 튼튼하다고 믿는 사람들이다.

　물론 상대적으로 이가 튼튼한 사람도 있고 그렇지 않은 사람도 있다. 그러나 분명한 것은 스스로 튼튼하다고 믿는 사람일수록 정기적인 검진을 통해 건강을 유지하지 않으면 화를 당할 수 있다는 것이다. 아무리 사업이나 사회생활에 바쁘더라도 6개월~1년에 한 번 정도는 치과검진을 받아야 한다.

　그런데 불행한 것은 성인의 상당수가 "나는 몇 년 전에 치과에 간 후에는 가지 않았다"는 것을 자랑 삼아 얘기한다는 점이다. 아무리 치석이 잘 생기지 않는 사람이라도 수년간 방치하면 치석은 생기게 마련이고, 3년 이상 치료를 받지 않았다면 문제가 없을 수 없다. 심하게 말하면 입 자체가 세균의 소굴이라고 보면 틀림없다. 세균의 소굴이라고 할 수 있는 치석을 그대로 두면 문제가 생긴다.

　평소 무르고 부드러운 음식보다는 딱딱한 음식을 먹으면 구강조직을 탄탄하게 하여 턱뼈 건강을 유지하는 데 도움이 된다. 따라서 남녀노소를 막론하고 지나치게 부드러운 음식을 섭취하는 것은 치아건강에 해가 된다는 사실을 명심해야 한다. 다소 딱딱한 음식을 섭취하는 것은 치아건강을 위해 바람직한 방법 중의 하나이다.

칫솔질은 정성스럽게

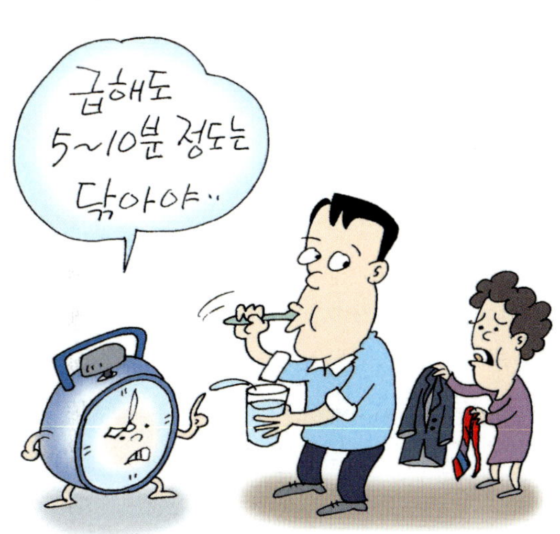

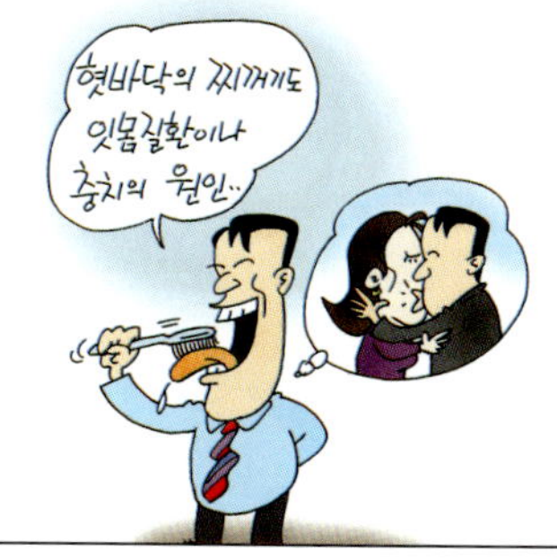

키스는 음식과 마찬가지의 의미를 담고 있다. 음식은 여럿이 함께 나눠먹을 수 있지만 키스는 특정 상대와의 일대일 만남에서만 성립된다는 것이 다를 뿐 나눔의 행위라는 점에서는 같다. 만난 지 오래지 않은 남녀라고 하더라도 일단 서로의 입과 혀가 부딪히고 나면 아주 친밀한 감정을 느끼게 된다. 이처럼 '나눈다'는 것은 아름답고 행복한 일이다. 하지만 이가 나빠 음식을 제대로 못 먹거나 입 속에 질환이 있어 좋아하는 사람과 키스를 할 수 없다면 나눔의 행위가 더 이상 아름답지 않고 곤혹스러움으로 다가올 것이다.

어떤 청년은 여자친구가 생긴 후로 늘 구강 스프레이를 갖고 다닌다고 한다. 어떤 사람은 집과 직장에 구강 청정제를 준비해 두고 수시로 입을 씻어낸다. 그러나 이 같은 노력은 일시적인 효과를 나타낼 뿐 근원적인 관리는 되지 않는다.

근원적으로 관리하기 위해서는 우선 매일 아침, 점심, 저녁 그리고 잠자리에 들기 전에 네 차례에 걸쳐 칫솔질을 꼼꼼하게 해야 한다. 그리고 혀 닦기 기구를 이용해 매일 한두 차례 혀를 닦아줘야 한다. 혀 닦기는 칫솔질만큼이나 중요하다.

칫솔질을 열심히 하는데도 불구하고 입 냄새를 호소하는 경우도 있다. 이때는 혀에 붙어 살고 있는 박테리아를 의심할 수 있다. 음식을 먹고 나면 치아뿐만 아니라 혀에도 찌꺼기가 붙게 되는데 이것이 바로 충치나 잇몸질환의 원인이 된다. 따라서 이를 닦을 때는 혀도 함께 닦아야 한다. 칫솔로 닦아줘도 되지만 칫솔로는 안쪽까지 닦아내기가 힘들다. 이 점에 착안해 만들어진 혀 닦기 기구가 별도로 나와 있다.

평소 이와 입 속의 관리를 철저히 해야 언제가 될지 모르는 '나눔에의 초대'를 행복한 마음으로 받아들일 수 있는 것이다.

20 ● 신속하면서도 정성을 다해

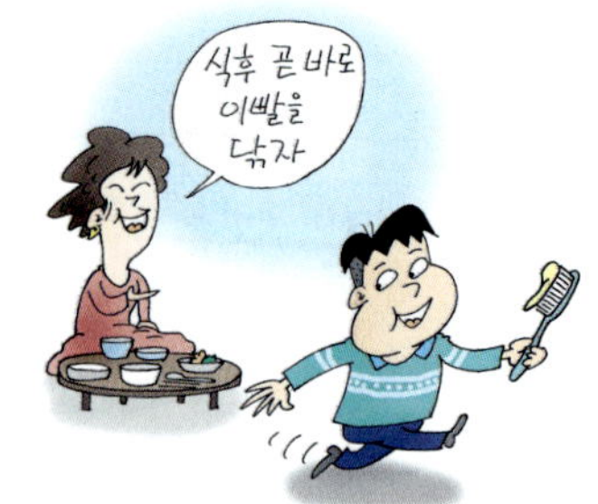

치아를 언제나 청결하게 유지하는 특별한 비법은 없다. 자동차 부속품 같으면 정기적으로 나사를 풀어 구석구석을 닦아 주겠지만, 치아를 하나하나 빼서 찌든 때를 뺄 수는 없는 노릇이니 정성으로 칫솔질을 하는 것이 최선의 방법이다.

칫솔질이 가장 중요한 시기는 식사 직후이다. 아침에 일어나 칫솔질을 하면 입 냄새는 없애주지만 식후에 바로 칫솔질을 하는 만큼의 효과는 기대할 수 없다. 식후에 하는 칫솔질도 가급적 신속하게 그것도 2~3분 내에 하는 것이 바람직하다.

식후 2~3분 내에 칫솔질을 하는 것이 좋다는 것은 막연한 추측이 아니다. 에나멜질에 생기는 충치는 치구 속에서 만들어지는 산(酸)에 의한 것인데 에나멜질을 녹이는 산도는 ph5.4 이하이다. 이는 상당히 강한 것이다.

식후 칫솔질의 중요성에 대한 연구는 대단히 많은데 그 중 당분(설탕)에 대한 임상이 관심을 끈다. 즉 설탕의 구성 성분 중의 하나인 클루코스로 칫솔질을 할 경우 3분 정도 지나면서부터 구강 내의 산도가 높아져 위험수위에 도달한다는 것이다. 이는 식사 후 섭취한 당분의 경우 많은 시간이 지나지 않아 바로 치아건강에 악영향을 미친다는 것을 반증한다. 따라서 무엇이라도 먹으면 무조건 닦아야 한다. 하루 세끼 식사 후의 칫솔질도 중요하다. 그러나 간식의 경우 당분이 주요 성분이라는 점에서 간식과 칫솔질은 불가분의 관계이다.

칫솔질을 하더라도 건성으로 하면 아무리 자주 하더라도 효과를 내기 힘들다. 한 번 칫솔질을 하면 최소한 5~10분은 닦아야 한다. 물론 치과전문의에 따라 15분 정도는 닦아야 한다고 말하는 사람도 적지 않다. 하지만 현실적으로 15분 동안 이를 닦는 것은 여간 어려운 일이 아니다.

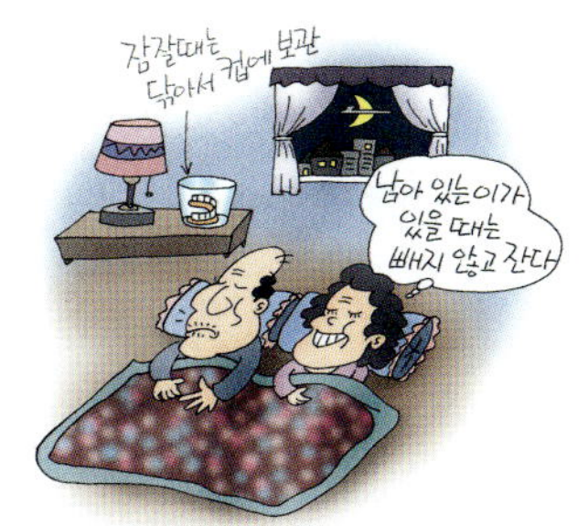

격렬한 운동을 하다 보면 다리나 팔 등 몸을 다치는 경우가 많다. 뿐만 아니라 운이 나쁘면 치아를 부러뜨리는 일도 흔하다. 한평생 잘 사용해야 할 치아를 한순간 실수로 부러뜨린다는 것은 안타까운 일이다.

특히 청소년의 경우 한순간의 객기로 돌이킬 수 없는 손해를 보는 일이 많다. 팔이나 다리뼈가 부러지면 쉽게 붙일 수 있지만 치아만큼은 좀 다르다. 치아의 경우 뿌리가 남아 있다면 신경을 제거하고 적절한 치료를 한 뒤 기둥을 세우고 의치를 할 수도 있다. 치아 뿌리가 남아 있다면 이를 뽑을 필요는 없다. 그러나 부득이하게 뽑아야 한다면 턱뼈에 기둥을 세우거나 남아 있는 양 옆의 치아를 이용해 브리지를 하는 방법이 있다. 물론 강력한 접착제를 이용해 붙이는 방법도 있다.

그리고 뿌리만 남기고 인공의 치아를 붙이는 방법이나 다른 치료법으로는 접근할 수 없을 때, 특히 비용 문제로 임플란트를 할 수 없다면 틀니를 고려해볼 수 있다. 치아 치료에 있어 마지막 수단은 수시로 넣었다 뺐다 할 수 있는 틀니다. 그러나 틀니는 관리를 잘 해야 비로소 제대로 치료를 마쳤다고 할 수 있다.

의족이 다리에 문제가 있을 경우 선택할 수 있는 보완장비라면 틀니는 입 속에 있는 의수의족과 같다. 제대로 다루지 못하면 장기간 사용한 사람이라도 잇몸에 염증이 생긴다. 이렇게 되면 당연히 구취 등 문제가 따른다. 잠을 잘 때 틀니는 빼놓는 것이 좋다. 그리고 잘 닦아 컵 속에 담아 놓는다. 이를 닦는 것과 마찬가지로 음식을 먹은 후에는 틀니도 닦는 버릇을 들여야 한다. 경우에 따라 틀니를 빼지 않고 잠드는 것이 더 나은 사람도 있다. 대표적인 경우가 남아 있는 이가 적을 때인데, 이러한 치아는 틀니에 의해 받쳐져 있어 빼버린 상태에서 자면서 무엇인가 씹었을 경우 치아가 약해져 흔들린다. 따라서 이때는 빼지 않고 자는 것이 남아 있는 치아를 좀 더 오랫동안 보존할 수 있는 방법이다.

22 ● 하나하나 정성 들여

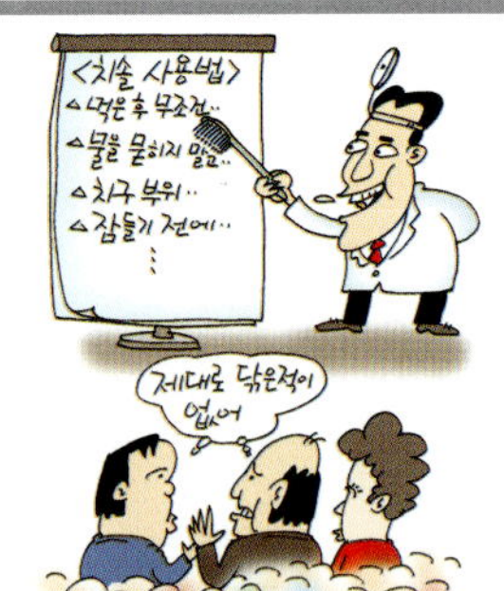

칫솔질을 어떻게 하느냐에 따라 효과 여부는 하늘과 땅 만큼의 차이가 있다. 우선 칫솔질은 음식을 먹은 후에는 무조건 하는 것이 바람직하다. 그것도 최소한 3~5분 내에 닦아야 한다. 간단한 음료나 과자를 먹었을 때도 마찬가지다.

그리고 후딱 해치운다는 마음으로 닦으면 의미가 반감된다. 하나하나 정성 들여 닦아야 한다. 이때는 치아 전체를 닦는다는 생각보다는 치아 하나하나를 닦는다는 마음을 갖는 것이 바람직하다. 다른 일을 하면서 닦는 것도 좋은 방법 중의 하나이다. 그래야 지루한 마음이 들지 않는다.

상당수 사람들이 칫솔에 치약을 묻힌 후 물을 적시는데 이것은 바람직하지 않다. 치약을 바르고 물을 묻히면 치아 세척력이 떨어진다. 그리고 가끔씩은 염색제를 사용하는 것도 좋은 방법이다. 닦다가 남은 것이 없는지 치태를 염색해 내는 약제를 사용하면 된다.

이를 닦는 것도 사람마다 습관이 다르다. 그래서 어떤 치아는 지나치게 많이 손이 가는 반면, 또 어떤 치아는 몇 분을 칫솔질을 해도 손길이 가지 않는 경우가 많다. 따라서 치아를 닦는 습관을 잘 확인해 미비점을 보완하는 것이 바람직하다. 나름대로 순서를 정해 그대로 실천하면 빠짐없이 이를 닦을 수 있다. 이러한 과정에서 치태가 붙기 쉬운 위치를 확인, 그 부분을 중점적으로 닦는 것도 바람직하다. 그리고 사람마다 먹다가 남은 음식 찌꺼기가 잘 끼는 부위가 있다. 이곳은 치실을 이용해 잇몸에 상처를 내지 않고 제거하는 것이 좋다.

선택이 아닌 필수사항으로는 잠 들기 전에 반드시 이를 닦아야 한다는 것이다. 잠을 자는 동안에는 입 속의 자정작용도 떨어진다. 따라서 그 시간동안 세균이 매우 활발하게 활동한다고 생각하면 틀림없다. 칫솔질을 한 후에는 치실을 이용해 이와 이 사이에 낀 미세물질을 제거한다.

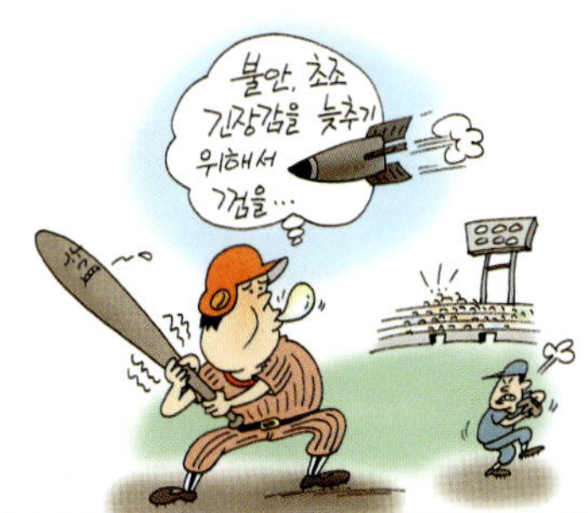

제2차 세계대전 당시 미군들의 휴대식량 속에는 반드시 껌이 들어 있었다. 전쟁이 끝난 후 황폐한 도시의 골목에서 아이들이 미군 짚차를 따라가며 '기브미 초콜릿' '기브미 츄잉껌'을 외치는 풍경이 연출된 것도 그만큼 초콜릿이나 껌이 충분하게 보급되었기 때문이다.

껌은 사포딜라(Sapodilla)라고 하는 열대성 상록교목으로부터 얻어진다. 이 사포딜라는 중앙 아메리카 북부와 멕시코 남부의 숲에 자생하는데 이 나무의 수액이 굳어진 것이 바로 치클(Chicle)로 우리가 씹는 껌의 원료이다.

인간이 껌을 씹기 시작한 것은 약 300년 경으로 거슬러 올라간다. 중앙 아메리카에 살던 마야족들은 굳어진 사포딜라의 수액, 즉 치클을 씹으면서 즐기는 습관을 갖고 있었다. 그 후 1860년 경부터 멕시코의 장군 S. 아나, 미국의 T. 아담스 등에 의해 연구 개발되어 치클에 향료나 사탕이 가미되었으며 1880년부터 미국에서 본격적으로 제품화되었다. 고대 그리스를 비롯한 지중해 사람들은 그곳에서 자생하는 유향나무 진을 즐겨 씹었는데, 이는 치아 청결과 입 냄새를 없애기 위함이었다. 껌이 보급되기 전 우리나라 사람들은 밀을 훑어서 씹었지만 이제는 종류도 다양화된 온갖 기능성 껌들이 쏟아져 나오고 있다.

껌을 씹으면 충치가 덜 생긴다. 그것은 씹을 때마다 입 속에서 침이 나오는데, 이 침이 바로 입 속의 세균을 씻어내는 청정제 역할을 하기 때문이다. 그러나 턱 관절에 문제가 있거나 치아가 심하게 마모된 경우라면 지나치게 씹는 것을 피해야 한다. 껌을 씹는 것 자체가 치아건강에 나쁜 영향을 주는 것은 아니지만 지나친 맹신은 금물이다. 근본적인 문제는 없애주지 못하므로 음식을 먹은 후에는 반드시 칫솔질을 해야 한다.

24 ● 사랑니의 관리

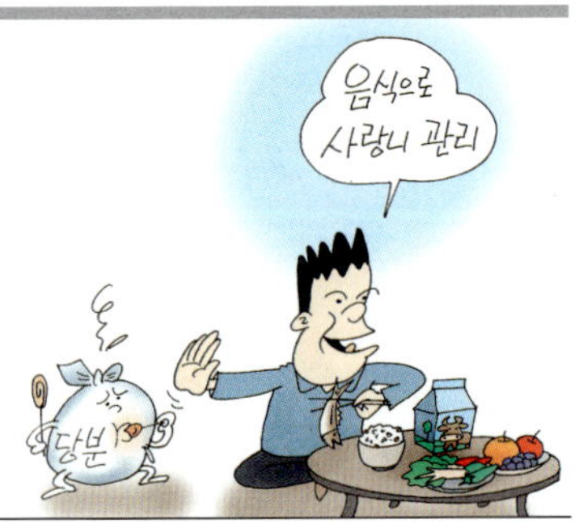

처음 나는 이를 젖니라고 한다. 가장 먼저 나오는 젖니는 아래 앞니로서 생후 6개월 전후에 난다. 그 다음에는 윗니 2개가 난다. 30개월이 되면 일반적으로 아래윗니 20개가 다 난다. 물론 이가 나는 시기는 개인마다 차이가 있다. 젖니는 영구치가 나오는 길잡이 역할을 한다. 그러므로 젖니의 유지관리는 매우 중요하다. 우유를 먹인 후에는 거즈로 잘 닦아 주고 칫솔을 쥘 정도가 되면 칫솔질을 시킨다.

젖니에서 가장 중요한 것은 어금니다. 특히 약 6세 때 나오는 큰 어금니는 평생을 사용해야 할 영구치이므로 아주 중요하다. 자칫 관리에 소홀하면 평생을 상한 상태로 보내야 한다. 이 무렵에는 자주 살펴보고 큰 어금니가 나왔으면 충치 예방 치료인 실란트를 하는 것이 좋다. 대부분 13~14세 무렵이면 28개의 영구치가 다 난다. 그리고 18세를 전후해서 사랑니가 난다. 영구치는 평생 써야 하므로 철저한 관리와 정기적인 구강검진이 필요하다. 충치가 많으면 두뇌 발달이 늦어지고 성장도 둔화된다는 연구결과가 많으므로, 당분이 많은 음식은 피하고 우유, 신선한 채소와 과일, 멸치, 생선을 많이 먹는 것이 좋다.

송곳니의 경우 비교적 늦게 나오는 영구치다. 앞니와 작은 어금니가 다 나고 난 후에 나오기 때문에 공간부족으로 덧니가 되기 쉽다. 문제는 사랑니다. 사랑니는 흔히 청소년기를 지나 성년기에 접어들면서 나오는데, 가장 안쪽에 위치하며 아래, 위 4개다. 사랑을 알게 될 나이에 나온다고 해서 사랑니라고도 하고, 아픔이 커서 사랑니라고도 한다. 사랑니가 비뚤게 자라면 잇몸을 뚫고 나오지 못해 몹시 아프다. 사랑니 앓는 것을 흔히 사랑의 아픔에 비유하는 것도 이 때문이다. 이때는 잇몸을 째서 사랑니를 뽑고 꿰매야 한다. 그냥 두면 종양을 일으킬 수 있다. 또한 칫솔질이 힘들어 충치가 되기 쉽다. 15~24세 사이에 빼면 고통도 적고 회복도 빠르다. 사랑니가 날 무렵이면 정기검진을 통해 제때 치료하고 처치해 줘야 한다.

칫솔질의 포인트는 힘을 빼고 닦는 것이다. 힘을 너무 가하면 이의 뿌리 부분이 드러나거나 표면이 떨어져 나가 이가 시린 원인이 된다. 손에 힘을 빼는 듯하게 칫솔을 쥐고 치아 표면을 둥글게 닦아 주는 것이 좋다.

칫솔 선택도 신중해야 한다. 우선 쓸 사람의 나이와 이의 크기에 맞는 크기와 재질을 골라야 한다. 칫솔의 모는 이를 닦는 사람의 잇몸 상태와 이 닦기 습관에 맞는 것으로 선택하는 것이 좋다. 잇몸이 약하거나 잇몸에 병이 있는 사람은 처음 에는 부드러운 것을 쓰다가 증상이 좋아지면 조금 더 센 것으로 바꾼다.

일반적으로는 너무 부드럽거나 억세지 않은 보통의 것을 선택하면 무난하다. 칫솔모는 가늘고 끝이 둥글며 탄력이 있어야 한다. 모끝이 뾰족하면 잇몸에 상처 를 입을 수 있기 때문이다. 칫솔 손잡이는 플라스틱 일변도에서 플라스틱에 고무 성분이 더해진 것으로 바뀌고 있는 추세다. 고무가 더해진 것은 탄력성이 좋아 입 안의 구석진 부분을 닦기 편하다. 칫솔머리는 이를 닦는 사람의 치아 크기에 맞춰 야 한다. 일반적으로 치아 두 개 반 정도의 크기가 권장되고 있다.

칫솔 교환시기는 정해져 있지 않지만 털끝이 벌어지거나 탄력이 떨어지면 바꿔 야 한다. 칫솔은 살균기에 보관하거나 바람이 잘 통하는 곳에 두고 햇볕에 말려 써 야 한다. 다른 칫솔과 머리 부분이 서로 닿지 않도록 주의해야 한다.

칫솔법도 여러 가지가 있다. 이와 잇몸의 경계선에 칫솔을 45도로 대고 지그 시 누르면서 위 아래로 흔들어 주는 바스법, 칫솔을 이에 직각으로 대고 이 안쪽 에서 밖으로 쓸어내는 스틸맨법 등이 있다. 그러나 나는 4+1을 권하고 싶다. 이 것은 나만의 독특한 칫솔법인데 엄지와 검지, 중지, 약지로 칫솔대를 잡고 새끼 손가락으로 칫솔대 밑을 보조적으로 받치는 것이다. 이렇게 이를 닦아보면 다른 방법에 비해 손에 가해지는 힘이 반으로 줄어드는 것을 알 수 있다.

26 ● 칫솔도 햇볕이 필요하다

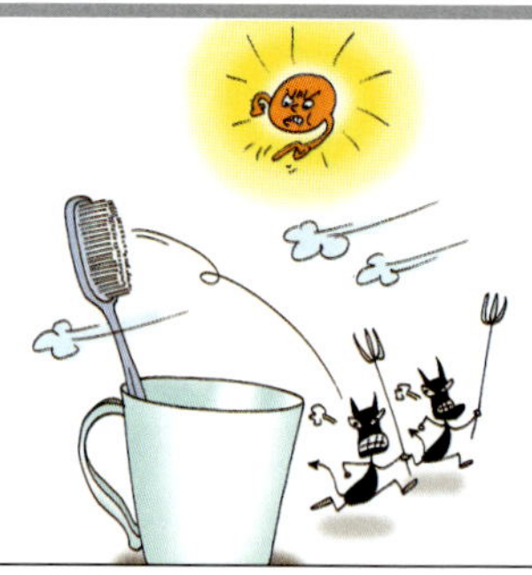

잇몸질환과 충치를 예방하기 위해 가장 좋은 방법은 이를 닦는 것이다. 그러나 칫솔질은 세심하게 하지 않으면 효과를 극대화하기 힘들다. 따라서 치아 및 구강의 구조를 잘 이해하면서 세심하게 닦아야 한다.

대부분의 사람들에게 충치가 생기기 쉬운 것은 중요 부위를 간과하기 때문이다. 이를 맞물리는 교합면, 치아와 치아가 접해 있는 부분, 치아와 잇몸의 경계부위가 대표적인 곳이다. 이곳은 세심하면서도 능숙하게 칫솔질을 하지 않으면 칫솔의 모끝이 들어가지 않아 이를 닦는 효과가 반감할 수밖에 없다. 따라서 칫솔질뿐만 아니라 덴탈플로스(치실)라는 청소도구를 적절하게 사용할 필요가 있다.

그럼 칫솔은 얼마나 사용하며, 언제 교체하는 것이 좋을까. 여기에는 통일된 입장은 없다. 어떤 사람들은 1개월 간격으로 바꾸면 된다고 하는 반면, 어떤 이는 2~3개월 주기로 바꾸면 된다는 입장이다. 그러나 무조건 몇 개월 만에 바꾸어야 한다는 것보다는 칫솔의 상태가 중요하다.

즉 칫솔모가 심어져 있는 부분을 안쪽에서 보아 모끝이 비어져 나와 보일 정도로 모끝이 벌어졌다면 교체를 할 시기이다. 칫솔모의 탄력성이 급격하게 줄어들었거나 모가 어느 한 쪽으로 기울어져 있어도 바꾸는 것이 바람직하다.

평소 관리도 중요하다. 위생적인 측면에서 칫솔은 관리를 제대로 하지 못하면 세균 덩어리일 수 있다. 세균이 칫솔에 번식할 수 있다고 생각하면 관리에 신경을 써야 한다. 칫솔을 한 달에 한 번은 바꾸어야 한다고 주장하는 사람들은 칫솔의 수명을 세균의 번식을 기준으로 삼는다. 미국의 한 연구에 의하면 칫솔을 사용한 후 4주째 세균오염이 발생했다고 한다.

사용한 후에는 흐르는 물에 충분히 씻고 세워 놓는다. 통풍이 잘 되는 곳에 보관하고 가끔은 햇볕에 말리는 것이 바람직하다.

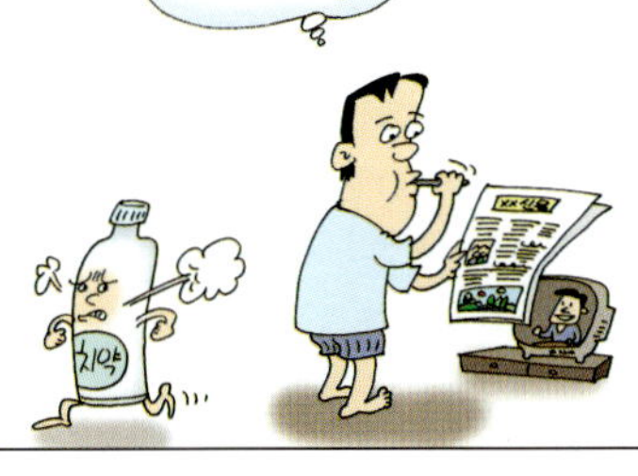

치약, 꼭 필요하지 않다 ● 27

이를 닦을 때 반드시 필요한 것을 꼽으라고 한다면 칫솔과 치약일 것이다. 대부분 치약과 칫솔은 불가분의 관계라고 생각한다. 그런데 치약은 한번쯤 생각해 볼 필요가 있다. 이를 닦을 때 굳이 치약을 고집할 필요가 없다는 말이다.

이를 제대로 닦기 위해서는 5~10분 정도는 되어야 한다. 하지만 치약을 묻혀 세면장에서 10분 동안 칫솔질을 한다는 것은 여간 어려운 일이 아니다. 그런 점에서 치약을 묻히지 않은 상태에서 칫솔질을 하는 것도 좋은 방법이다. 텔레비전이나 신문을 보면서 천천히 그리고 골고루 닦아 본다.

일본의 한 의학자는 치약을 묻히지 않고 이를 닦으면 여러 가지 좋은 점이 있는데, 그 중 눈에 띄는 것이 노화방지 호르몬이라고 언급한다. 즉 다른 일을 하면서 이를 닦으면 자연스럽게 나오는 것이 침인데, 침 속에는 파로틴이라는 노화방지 호르몬이 있다는 것이다. 또 침 속에는 소화효소도 있어 몸 속에 들어가더라도 건강에 나쁜 영향을 주지 않는다.

물론 치약은 입 안을 상쾌하게 할 뿐만 아니라 치아 미백효과를 발휘하는 역할도 한다. 치약에는 연마제 성분이 포함되어 있다.

칫솔을 선택할 때도 주의해야 한다. 슈퍼마켓 등에 가보면 칫솔로서는 좋지 않은 상품들이 많다. 칫솔은 우선 재질이 나일론이 좋다. 솔의 경도가 균일하고 탈수성이 좋기 때문이다. 나일론 칫솔은 이를 제대로 잘 닦는지 그렇지 않은지도 알 수 있다. 지나치게 힘을 줘서 닦으면 나중에 칫솔모 끝이 벌어진다.

모의 경도도 중요하다. 그러나 일반인의 입장에서 칫솔의 경도를 아는 것은 어렵다. 이때는 치과전문의의 도움을 받는 것이 좋다. 크기도 여러 가지가 있는데 입 속에서 자유롭게 움직이는 정도면 무난하다.

 ● 칫솔과 치약의 역사

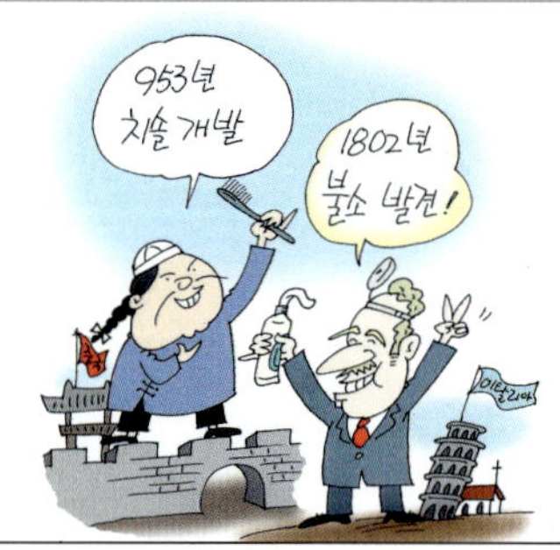

‘**옛날** 사람들은 무엇으로 이를 닦았을까.’

손가락에 굵은 소금을 묻혀 이를 닦았을까, 아니면 다른 도구를 사용했을까. 예상과는 달리 그들은 오늘날과 비슷한 모양의 칫솔을 사용했다. 서양보다 동양에서 더 빨리 칫솔을 사용했는데 953년 경 중국에서 처음 등장한 것으로 알려져 있다. 당시 고분을 발굴하는 과정에서 상아로 만든 칫솔 손잡이가 발견되었다. 송나라에서는 쇠뿔로 만든 손잡이에 말털을 심어 칫솔로 이용했다는 기록도 있다.

1498년 중국과 시베리아 지역에서는 돼지목털을 대나무나 짐승의 뼈에 묶어 칫솔로 사용했다. 이것은 유럽에도 전해졌는데 돼지털은 너무 빳빳해서 인기를 끌지 못했고 유럽인들은 부드러운 말털을 더 좋아했다. 서양에서 칫솔이 사용된 것은 17세기부터이다. 당시 오소리털 등 여러 가지 동물의 털로 칫솔이 만들어졌다. 그러나 이러한 칫솔은 1950년 나일론 칫솔이 개발되면서 자취를 감추었다.

사실 칫솔은 처음에는 이쑤시개에서 비롯되었다. 기원전 3000년 경 이집트 묘지에서 ‘추 스틱’이라는 이쑤시개가 발견된 것이 그 증거다. 로마 귀족들은 이를 닦는 노예를 따로 두었는데 이들은 유향나무의 작은 가지를 사용했다. 이에 비해 네덜란드에서는 평평한 나무 끝을 이용해 치아 표면을 닦아냈다. 후대로 내려오면 금이나 은으로 만든 이쑤시개가 만들어져 신분의 상징으로 쓰이기도 했다.

칫솔의 역사에 비해 치약은 좀 색다르다. 고대인들은 오줌으로 치아를 닦았다. 기원전 1세기 로마 귀족들은 오줌으로 이를 닦으면 치아가 하얗게 되고 잇몸이 튼튼해진다고 믿었다. 특히 농도가 짙다고 소문난 포르투갈인들의 오줌이 큰 인기를 끌었는데, 귀부인들은 포르투갈인들의 오줌을 사는 데 많은 돈을 들였고 오줌은 18세기까지 사용되었다. 그 후 1802년 이탈리아 치과의사에 의해 충치예방 재료인 불소가 발견되면서 치약문화는 급변하기 시작했다.

2

치아와 신체건강

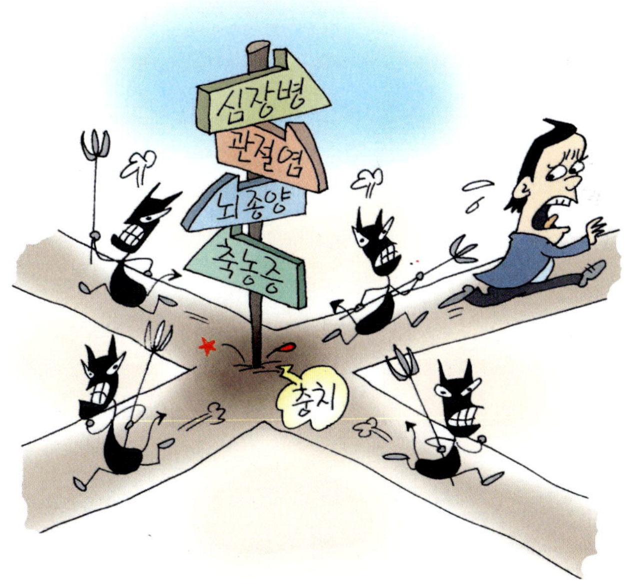

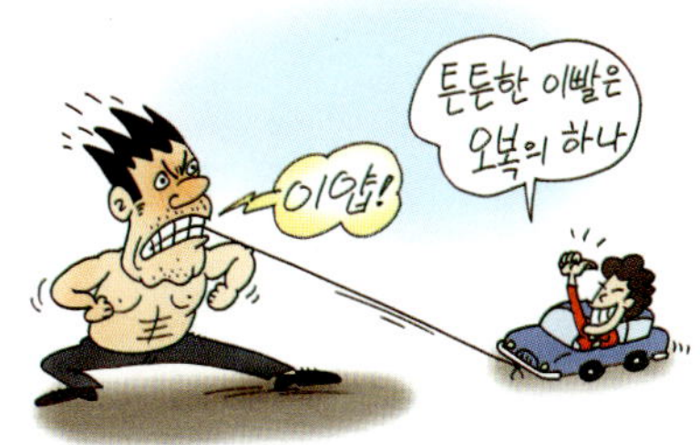

일본판 고려장을 다룬 〈나라야마 부시코〉라는 영화를 보면 할머니가 성성한 이를 스스로 돌에 박아 깨뜨리는 충격적인 장면이 나온다. 가뜩이나 먹을 것이 부족하던 시절, 춘궁기를 맞아 식구들에게 곡식 한 톨이라도 더 돌아가게 하기 위한 결단이었다. 고령임에도 건강한 치아를 갖고 있던 할머니. 그녀는 "아직도 이가 그대로 있네"라는 부러움과 시샘 담긴 이웃들의 말을 내심 부끄럽게 받아들였다.

우리나라에서는 예로부터 이가 튼튼한 것을 오복 중 하나로 여겼다. 특히 효를 강조하는 사회 분위기에서 노인들의 건강과 장수는 으뜸가는 관심사였고, 저변에는 나이가 들어서도 튼튼한 이를 갖기를 바라는 바람이 깔려 있었다.

나이가 들수록 치아의 중요성은 커진다. 아무리 나이가 많아도 이만 성하다면 먹는 데 아무런 지장이 없고, 잘 먹을 수만 있다면 건강은 그런대로 유지할 수 있기 때문이다. 20대까지는 신체 에너지가 치솟지만 30대를 지나면 몸의 기가 점점 빠져 나가기 시작해 우리가 흔히 중년이라고 부르는 50줄에 들어서면 몸의 에너지가 상당부분 없어진다. 이때부터 우리의 신체는 먹는 것에 많이 기대게 된다. 더불어 치아는 건강을 좌우하는 절대 요건이 된다. 실제 기력을 잃어가던 고령의 환자가 입 속을 치료하거나 이를 심은 후에 건강이 회복되었다는 임상자료도 많다. 이것만 보더라도 '신체건강=치아건강'의 등식은 성립되고도 남는다.

만약 영화의 배경이 우리나라였다면 어땠을까. 옛날 이야기의 전개방법으로 볼 때 당연히 주인공은 늙은 어머니가 아니라 맏아들이 되었을 것이다. 그리고 그 아들은 부모에게 곡식 한 톨이라도 더 올리기 위해 자신의 이를 깨뜨렸을 것이다.

그러나 요즘은 성한 이를 스스로 부러뜨리는 어리석음을 범할 이유가 없다. 먹거리가 도처에 깔려 있고 평소 관리를 잘못했더라도 틀니를 하거나 새로 이를 심을 수도 있기 때문이다. 그야말로 복(福)도 스스로 만들어가는 시대에 살고 있다.

30 ● 아름답게 장수하는 비결

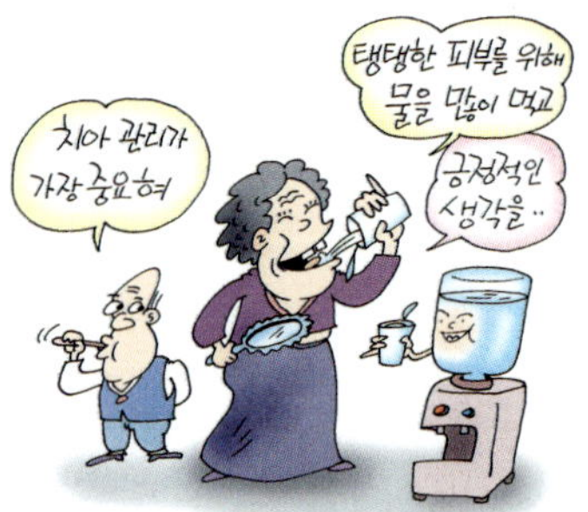

옛날 사람들은 치아의 숫자를 보고 장수를 판가름했다. 나이가 들어서도 성한 이가 많으면 오래 살 수 있다고 믿었던 것이다. 수년 전부터 일본에서 벌이고 있는 2080운동도 치아의 숫자를 나타낸다. 20개의 이를 80이 될 때까지 유지하자는 뜻이다. 치료의 의미보다는 적극적인 예방의 뜻이 함축돼 있다.

건강한 성인의 치아는 32개이다. 그러나 32개의 치아를 그대로 지니고 있는 사람은 드물다. 우리나라 사람들의 경우 입 속 관리를 소홀히 하는 탓에 평균적으로 40세가 되면 2.5개, 50세는 7.5개의 치아를 잃는다. 흔히 가장 안쪽에 있는 어금니가 먼저 빠지는데 구석까지 칫솔질을 잘 하기 어렵기 때문이다. 이때부터 치아를 잃는 속도는 점점 빨라져 80세가 되면 남아 있는 치아 숫자가 겨우 한 손에 꼽힐 정도라고 한다. 치아의 수명이 반드시 나이와 비례하는 것은 아니다. 나이보다는 생활습관의 영향을 강하게 받는다. 평상시 어떤 음식을 먹느냐, 어떻게 관리하느냐, 생활습관이 어떠한가에 따라 치아의 수명은 천차만별이다.

인간은 누구나 나이가 들어서도 젊음과 아름다움을 유지하고 싶어 한다. 젊어 보이는 데 가장 중요한 요소는 피부상태와 표정이다. 피부는 나이가 들수록 수분이 빠져나가 탄력이 없어진다. 그러나 젊은 시절부터 관리를 잘 해주면 나이가 들어서도 탱탱한 피부상태를 유지할 수 있다는 것이 전문가들의 판단이다. 그리고 표정은 그 사람의 마음 상태를 담아내는 것이다. 부정적인 생각을 하는 것보다는 긍정적인 생각을 하는 쪽이 표정을 밝게 해주는 것은 분명하다.

그러나 피부가 아무리 탱탱하고 밝은 마음으로 살아간들 치아가 없으면 얼굴은 끔찍하게 변하고 만다. 물론 이를 만들어 심을 수도 있고, 다른 해결방안이 없는 것은 아니지만 아무리 잘 만든 치아라도 원래 내 것만 할 것인가? 오래도록 젊음과 아름다움을 유지하고 싶다면 지금 당장 손거울을 꺼내 치아를 한번 살펴보자.

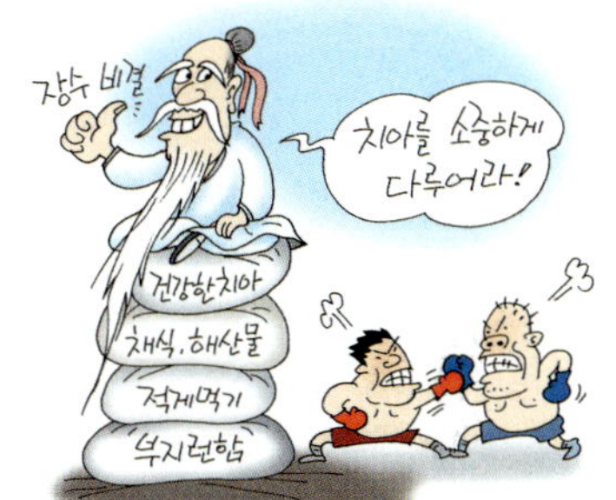

인류는 평균수명을 끝없이 늘려가고 있다. 소식과 규칙적인 생활을 통해 누구나 150세까지 살 수 있다는 연구결과가 이미 나와 있으며, 생명과학 분야의 눈부신 발전은 머지 않아 영생의 보증수표를 내놓을지도 모른다. 인체 설계도의 비밀을 밝혀낸 인간의 욕망이 조만간 거둘 결실에 대해서 자연의 섭리에 어긋나는 행위라는 비난의 목소리와 불치병의 치료가 가능해진다는 반대논리가 팽팽히 맞서고 있다. 분명한 것은 과학적 진보가 인류의 행복으로 이어질지 아닐지는 결국 인간이 과학적 산물을 어떻게 이용하느냐에 달려 있다는 점이다. 예를 들면 굳이 과학의 힘을 빌지 않더라도 건강하게 오래 살 수 있는 방법은 얼마든지 있다. 세계 장수 마을들은 대부분 문명의 혜택을 거의 받지 못하는 오지다.

장수자들의 공통점은 부지런하고 소식을 하며 육식보다 해산물과 채식을 즐긴다는 것이다. 또 이들은 모두 나이에 비해 튼튼한 치아를 갖고 있다. 실제 이와 이 주위 조직은 뇌 활동과 직접적인 연관성이 있기 때문에 치아에 이상이 생기면 신체 면역력이 급격히 떨어져서 질병에 쉽게감염되고 수명도 단축된다. 옛날 사람들은 치아 숫자를 보고 그 사람의 장수 여부를 예측했다. 보통 사람들은 32개의 치아를 갖고 있는데 이보다 숫자가 많으면 장수한다는 기록이 많이 남아 있다.

최근 들어 스포츠 붐이 일면서 농구나 축구, 야구 등을 즐기는 사람들이 늘고 있는데, 안타까운 것은 이런 사람들의 앞니가 많이 상해 있다는 것이다. 작은 부주의에서 비롯된 손상이지만 결과는 돌이킬 수 없다. 그러므로 사고는 미리 예방하는 것이 상책이다. 달리기나 승마를 할 때는 특히 이와 머리 부분을 조심해야 한다. 앞으로 넘어진다거나 말에서 떨어질 우려가 있기 때문에 너무 무리하게 달리지 말아야 한다. 과격한 운동을 할 때는 꼭 마우스 피스를 쓰도록 하자. 마우스 피스는 탄성 있는 플라스틱이나 실리콘으로 만들어져 충격을 덜 준다.

32 ● 치아와 건강장수

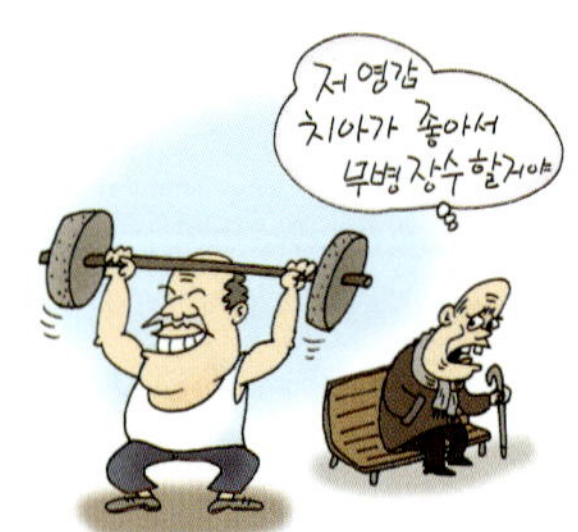

치아가 건강에 중요한 이유는 무엇보다 영양흡수에 커다란 역할을 하고 있기 때문이다. 아무리 훌륭한 신체조건을 갖추었다고 하더라도 치아건강이 좋지 못하면 영양불균형이 되기 쉽고, 특히 노년층의 경우 얼마 지나지 않아 건강에 이상을 부른다. 충치나 잇몸염증 등으로 치아를 제대로 사용하지 못하면 저작력(咀嚼力)만 문제가 되는 것이 아니라 몸 전체에 이상이 생기기 쉽다.

어떤 사람들은 치아를 무생물로 간주하기도 한다. 다시 말해 잇몸에 그냥 꼽혀 있는 돌덩이 정도로 생각하는 것이다. 하지만 치아는 신경은 물론 혈관과도 연관이 되어 있다. 손톱이나 발톱처럼 왕성한 신진대사가 일어나고 있다. 무생물이 아니라 살아있는 생물이다. 그런데 사람들은 손이나 발 등을 다쳐 염증이 생겼을 때는 온갖 소독약을 다 바르고 치료에 적극성을 보이지만 충치나 잇몸염증에 대해서는 무관심한 반응을 보인다. 세균이 상처로 들어가 혈관을 통해 온몸으로 퍼지는 것은 알면서도 충치, 잇몸염증 등으로 인한 세균의 폐해는 간과하는 것이다.

입 안에는 엄청난 양의 세균이 살고 있다. 이는 누구의 입이든 마찬가지다. 다만 필요한 세균도 있는 반면, 필요하지 않는 세균도 많다. 필요한 세균은 음식을 발효시키거나 분해하는 데 필요한 세균이다.

금방 태어난 아기도 마찬가지다. 아기가 젖을 먹기 시작하고 이가 나면서 음식이 모유에서 이유식으로 변화하면 입 속의 미생물 상황도 바뀐다. 무해한 것도 많지만 충치 등을 부르는 세균(미생물)이 서서히 늘어난다.

충치나 농루 등을 일으키는 균은 대부분 치아 표면에 번식한다. 이 표면에 달라붙는 이러한 균을 플라그라고 하는데 이것은 바로 세균 덩어리이다. 주기적으로 스케일링을 강조하는 것도 플라그의 유해성이 크기 때문이다.

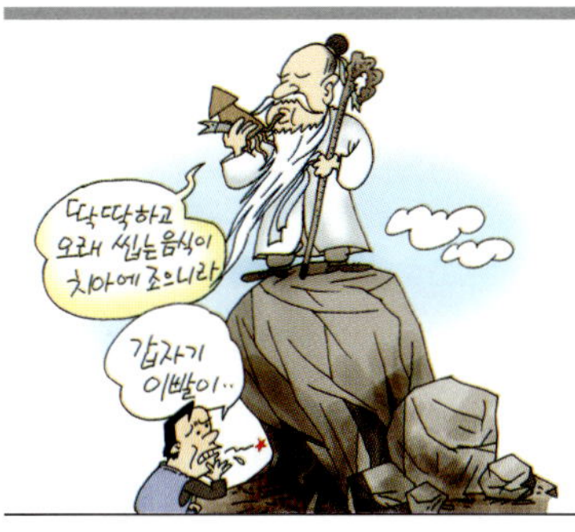

아래위가 꼭 다물어지는 치아는 보기에 좋을 뿐만 아니라 건강에도 좋다. 만약 약간이라도 어긋나면 순환기계에 이상이 온다. 두통, 어깨 결림, 위장병 등이 생기는 것도 순환기계 이상 탓이다. 치아는 많이 쓰면 쓸수록 더 튼튼해진다. 그러니 오래 씹을 수 있는 음식을 많이 먹어 이와 턱을 단련하는 것이 좋다. 만약 이 맞물림에 문제가 있다면 교정을 통해 바로잡는다. 그대로 방치하면 미관상 문제뿐만 아니라 건강에도 이상이 온다.

〈가타가〉라는 미국 영화에서 그려지는 미래사회는 우성인자만으로 만들어진 사람들이 지배한다. 자연 출생아들은 열성인자를 지녔다는 이유로 천대를 받으며 살아간다. 이곳에 있는 '가타가' 라는 거대한 항공기지에서는 수많은 젊은이들이 훈련을 받으며 우주로의 여행을 준비한다. 그러나 '가타가' 는 그야말로 완벽하게 만들어진 인간에게만 입소자격이 주어지는 곳이다. 영화 주인공은 열성인자를 갖고 있는 자연 출생아지만 우여곡절 끝에 마침내 우주로 떠나는 꿈을 이룬다.

유전자의 비밀이 밝혀짐에 따라 병 없이 장수할 수 있는 날이 멀지 않았다는 기대가 높다. 영화에서처럼 열성 유전정보를 가진 사람들이 사회적으로 불이익을 당하거나 유전자만의 결합으로 완벽한 인간을 만들어내는 시대가 올지도 모른다.

불로장생을 꿈꾸었던 진시황은 동남동녀 500명을 동쪽으로 보내 불로초를 구해오도록 했다. 전국시대 진나라 장양왕의 아들로 태어나 13세에 왕이 된 그는 중국을 처음으로 통일했다. 그러나 그는 불과 50세에 죽었다. 기록에 보면 진시황이 불로장생 묘약으로 여긴 것은 수은이었다. 미량의 수은은 피부를 일시적으로 팽팽하게 하는데 이것을 보고 늙지 않는 약이라고 믿어버린 모양이다. 치아도 마찬가지다. 조금 이상이 있을 때 치료를 받으면 화를 면할 수 있지만 한계를 넘으면 걷잡을 수 없는 건강악화를 초래한다.

34 ● 동물의 수명

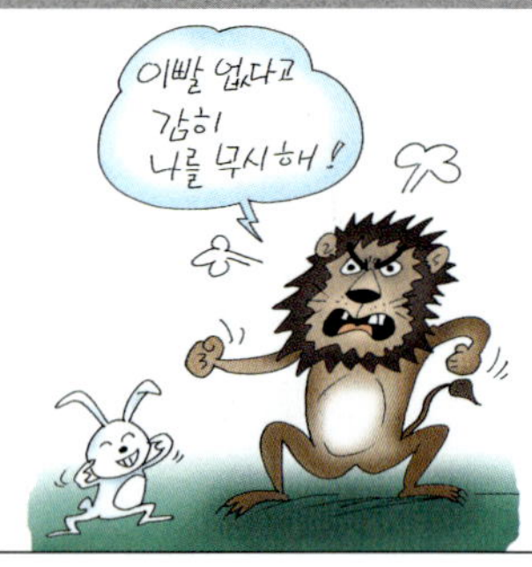

인간의 수명은 지속적으로 늘어나고 있다. 물론 선진국과 후진국 간의 차이는 있지만 생명연장의 기조는 소득차를 불문하고 차이가 없다. 이처럼 수명이 늘어나는 이유는 무엇보다도 경제수준 향상에 따른 부실한 영양상태의 개선 때문이다. 영양실조로 죽어가는 사람이 지구상에서 사라진 것은 아니지만, 적어도 우리나라 만큼은 못 먹어서 굶어 죽는 것은 옛 이야기가 되었다.

그런데 동물은 인간과 상당한 차이가 있다. 동물의 수명을 좌우하는 것은 치아의 수명이다. 자연 다큐멘터리를 통해 흔히 보는 아프리카의 초원을 거니는 사자는 다른 동물들에게 위협적인 존재이다. 언제 사자의 밥이 될지 모르기 때문이다. 그런데 한 마리의 사자가 초원을 거닐지 않고 며칠간 엎드려 누워 있다면 문제가 있는 것이 틀림없다. 이런 사자라면 영양실조로 죽음을 눈앞에 두고 있다고 볼 수 있다. 사냥감이 없는 것도 아니고 명색이 사자인데 어째서 이런 일이 생길까.

이런 경우 동물의 치아건강이 어떤지 생각해 볼 필요가 있다. 며칠간 초원에 누워 있는 사자라면 어떤 이유로 인해 치아건강을 잃었을 가능성이 높다. 맹수들에게 치아는 하나만 잃더라도 정상적인 생활을 할 수 없을 정도로 치명적이다.

사자 등 맹수는 날카로운 발톱과 이를 사용해 먹이를 쓰러뜨리고 가죽을 벗긴 다음 살을 뜯어먹는다. 자신보다 덩치가 큰 코뿔소의 등에 올라 등줄기를 물어 뜯어 쓰러뜨릴 때도 엄청나게 발휘되는 것이 치아의 힘이다. 때문에 야생동물은 이가 한 개만 빠져도 음식을 제대로 먹지 못한다. 생명을 영위하기 위해 다른 동물이 먹고 난 찌꺼기나 핏덩어리를 핥는 신세가 되고 만다. 그런 점에서 동물은 이의 수명이 다할 때 죽음을 눈앞에 둔다고 해도 과언이 아니다.

다행히 사람은 이가 빠지더라도 의치를 착용하는 것으로 무리없이 생활할 수 있지만 불편한 것만은 분명하다.

치아건강과 음식 ● 35

병원에서 진료를 하다 보면 충치환자라도 다 같은 경우는 거의 없다. 아니 거의 없다기보다 같은 환자 자체가 없다는 말이 적절할 것이다. 입 속을 들여다보면 환자가 어떻게 인생을 살았는지 그의 생활사도 짐작할 수 있다.

충치가 있는지 없는지, 혹은 있다면 몇 개의 충치가 있는지로 환자의 생활을 안다는 것은 과장된 표현이 아니냐고 반문할 수 있다. 그러나 치과의사가 짐작하는 것은 대체로 맞다. 같은 나이라고 하더라도 치아건강에는 상당한 차이가 있다. 어떤 사람은 70살이 되어서도 충치 없이 건강한 치아를 유지하고 있는 반면, 또 어떤 사람은 성한 치아가 하나도 없을 정도로 엉망이다.

식사를 한 후에 이를 열심히 닦고, 충치와 잇몸 치료에 열심이면 치아를 최대한 보존할 수 있다. 그렇지 못하면 일정한 나이가 지날 경우 치아건강이 순식간에 무너지고 만다.

그런 과정에서 무시할 수 없는 것이 바로 음식이다. 인간의 치아는 사랑니를 제외하고는 아래와 위 14개씩 모두 28개가 있다. 28개의 치아 중에는 음식물을 자르기 위한 앞니와 송곳니가 12개 있고, 음식물을 갈기 위한 치아가 16개 있다. 인간의 치아구조를 볼 때 전문가들은 인간이 선천적으로 육식보다는 초식 위주의 식사가 적절하다고 본다. 즉 고기를 먹기 위해 자르고 째는 치아보다 갈아 으깨는 치아가 많다는 것이다.

장(腸)의 길이도 육식동물이 짧은 반면, 초식동물은 길다. 그런 점에서 길지도 않고 짧지도 않은 인간의 장은 육식과 초식의 적절한 배합을 의미한다. 심장병이나 고혈압 예방차원뿐만 아니라 치아구조적으로 볼 때에도 육류를 가능한 적게 먹고 식물성을 충분히 섭취하는 식습관이 좋다고 볼 수 있다.

36 ● 치아건강에 좋은 식품

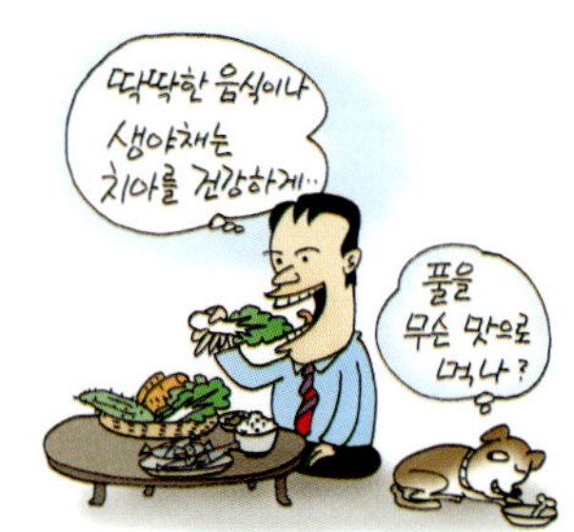

식사를 한 후 이를 닦는 대신 껌을 씹는 사람들이 있다. 이 닦는 것이 시간적으로 힘들기 때문에 껌이라도 씹으려는 심리는 이해할 수 있다. 하지만 껌을 씹는 것은 바람직하지 않다. 껌에 들어 있는 설탕 성분이 충치를 유발할 수 있기 때문이다. 물론 최근에는 인공감미료를 사용한 껌도 나오고, 또 다른 기능성 껌도 나와 과거의 상품과는 질적인 면에서 큰 차이가 있는 것도 사실이다.

그러나 껌으로 이 닦는 것을 대신한다는 것은 현실적으로 불가능하다. 어금니 바닥에 낀 음식물 조각은 몰라도 잇몸의 경계선 등에는 거의 영향을 미칠 수 없기 때문이다. 그러므로 껌으로 입 속을 깨끗하게 할 수 있다는 생각은 아예 갖지 않는 것이 바람직하다.

치아에 달라붙는 치석에도 쉽게 떨어지는 부드러운 치석과 잘 떨어지지 않는 딱딱한 치석이 있다. 그런데 이에 달라붙어 있는 치석은 평소 음식물을 어떤 것을 섭취하느냐에 따라 큰 차이가 있다는 점도 명심할 일이다. 물론 치석이 쌓이기 쉬운 체질이 없는 것은 아니다. 침에 끈끈한 성질이 강하면서 양이 많은 사람에게는 치석이 잘 달라붙는다.

음식이 상당한 관계가 있다고 주장하는 전문의들도 많다. 치아에 잘 달라붙는 음식일수록 치석이 잘 생긴다는 것이다. 치아에 잘 달라붙는 음식은 무엇보다 당질이 많은 음식이다. 하지만 딱딱한 음식이나 섬유질이 많은 음식은 치아건강에 유익하다. 특히 가능한 날 것을 그대로 먹으면 치석은 상당부분 예방할 수 있다. 생 야채 등은 몸 전체 건강을 위해 도움을 주는 음식이면서 치아건강에도 유익한 식품이다.

요즘 10대들이 가장 좋아하는 음식으로 피자와 햄버거를 들 수 있다. 부모 세대와는 상당히 다른 입맛이다. 생활패턴이 아이들 중심으로 바뀜에 따라 식탁에 주로 오르는 반찬도 김치나 산나물, 생선 대신 햄, 달걀, 고기가 주류를 이룬다. 아침에 밥을 먹기보다는 빵이나 우유, 시리얼로 간단히 때우는 경우도 많다. 따라서 영양도 탄수화물, 단백질, 지방에 치우쳐 있어 비타민이나 칼슘, 미네랄은 절대적으로 부족한 실정이다.

이처럼 달라진 식생활은 10대들의 키나 체중뿐만 아니라 치아 모양도 변화시켰다. 10대들은 그들 부모세대보다 이가 들쭉날쭉하거나 아래위가 잘 맞지 않는 경우가 훨씬 많다. 부모세대만 해도 치열교정을 한다는 것은 상당히 드문 일이었지만 요즘 10대들은 교정기구를 착용하고 있는 경우를 심심찮게 볼 수 있다.

음식이 너무 부드러우면 이와 턱이 제대로 발달할 수 없다. 또 영양의 불균형도 턱뼈 발육에 영향을 미쳐 부정교합을 초래한다. 물론 치아가 고르지 못한 데는 식습관 외에도 유전적 요인과 나쁜 습관 등도 작용한다. 그러나 우리가 늘 먹는 음식은 두고두고 이 건강을 좌우하므로 균형 잡힌 식단을 짜야 한다. 치아에 좋은 음식은 현미 등 잡곡, 멸치 같은 뼈째 먹는 생선, 샐러리·생야채와 과일 등이다. 백미나 쇠고기, 햄, 과자, 사탕, 초콜릿, 콜라 등은 치아건강에 나쁜 음식이다.

이가 나쁘면 입맛도 떨어진다. 음식은 꼭꼭 씹어 먹어야 제 맛이 난다. 의치를 낀 사람들이 음식 맛을 제대로 못 느끼는 것도 씹는 느낌이 다르기 때문이다. 이는 딱딱해 보이지만 그 속에 무수한 신경계를 간직하고 있다. 그러므로 아무리 정교하게 만든 의치라도 원래 치아만큼 음식의 맛을 잘 느끼게 해 줄 수는 없다. 입술이 잘 다물어지지 않거나, 입 속에 상처가 생겨 아프거나, 치아가 어긋나 있거나, 잇몸이 불편해 잘 씹을 수 없다면 먹는 즐거움을 제대로 느낄 수 없다.

38 ● 딱딱한 음식이 좋은 이유

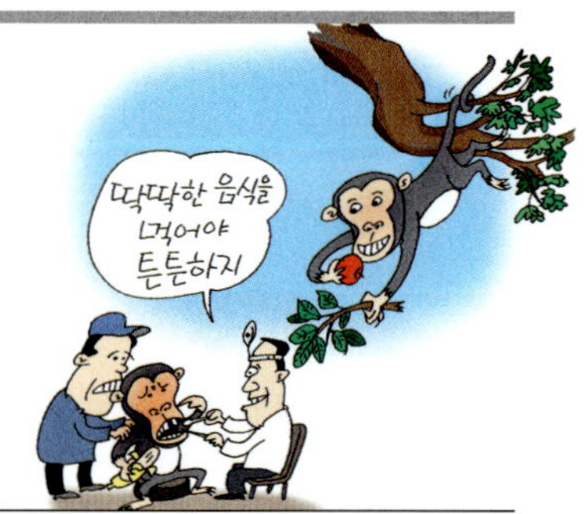

주식으로 나무열매나 껍질을 먹는 야생 원숭이는 충치가 거의 없다. 한 보고서에 따르면 충치뿐만 아니라 잇몸염증도 찾아 볼 수 없다. 그러나 사람에 의해 사육되는 원숭이는 야생과는 엄청난 차이가 있다.

야생 원숭이들이 즐겨먹는 음식을 보면 나뭇잎이나 열매가 주류를 이룬다. 나무껍질이나 연한 나뭇가지, 꽃잎도 즐긴다. 경우에 따라 곤충류도 통째로 먹지만 야생 원숭이의 주식은 역시 딱딱하고 섬유질이 많은 생식이다.

우리는 여기에서 원숭이의 치아건강과 식생활의 상관성, 사람이 먹는 음식과의 차이점을 생각해 볼 수 있다. 사람들이 먹는 음식 상당수는 야생 원숭이와는 달리 가공이 되어 있는 식품이나 익힌 것들이다. 특히 녹말이나 당질류는 치아 표면에 붙기 쉬워 충치를 부르기 쉽다. 그만큼 익히지 않은 음식은 건강뿐만 아니라 충치를 막는 데도 좋다.

치아건강에 좋은 음식의 또 다른 조건 하나를 꼽는다면 다소 딱딱한 것이 좋다는 것이다. 예를 들어 여러 번 씹어야 하는 음식은 잇몸염증을 막을 수 있는 좋은 식품이다. 잇몸을 그만큼 튼튼하게 해준다. 잇몸은 딱딱한 뼈로 떠받치고 있다. 그런데 이 뼈를 튼튼하게 하는 방법은 딱딱한 음식을 씹는 것이다. 먹기 쉬운 유동식은 치아건강에 바람직하지 않다. 나이가 많은 사람들 중 치아가 건강한 사람은 대부분 젊은 시절 현미나 보리·오징어 등 건어물을 즐겨 먹은 경우가 많다.

그만큼 딱딱한 음식은 혈액순환을 도울 뿐만 아니라 잇몸과 뼈를 튼튼하게 한다. 하지만 요즘 사람들은 딱딱한 음식보다 부드러운 음식을 선호한다. 하지만 딱딱한 음식은 치아와 잇몸에 자극을 줌으로써 구강건강에 도움을 준다.

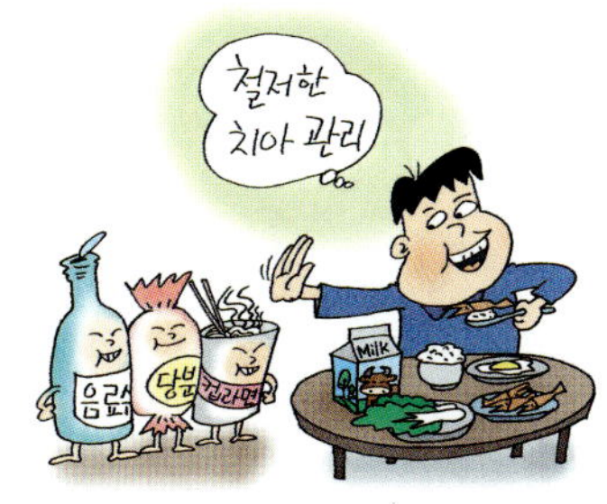

충치의 원인 중 빼놓을 수 없이 설탕 등에 들어 있는 당분이다. 그럼 원시시대에는 충치가 없지 않았겠느냐 하는 생각이 들 수 있다. 하지만 원시시대에도 충치는 있었다. 기원전 3700년 경 충치를 치료했다는 문헌이 있고, 5세기에는 입 냄새를 치료하기 위해 한 마리의 토끼와 세 마리 쥐의 머리를 태워 같은 양의 대리석 가루와 물에 반죽해서 처방했다는 기록도 찾아 볼 수 있다.

집이나 식당에서 많이 사용하는 이쑤시개는 칫솔에서 비롯되었다. 유럽 국가 중 옛 네덜란드 사람들은 평평한 나무 끝을 이용해 치아 사이에 낀 음식물을 제거했다. 이에 비해 아시아나 아프리카에서는 대나무 끝을 이용해 음식찌꺼기를 제거했으며, 시간이 지나면서 금이나 은으로 만든 이쑤시개까지 등장했다. 물론 금이나 은으로 만든 이쑤시개는 부의 상징이었다.

충치를 예방하기 위해서는 평소 철저한 관리만큼 중요한 것이 없다. 어릴 때부터 주기적으로 치과를 찾아 검진을 받고, 치아구조나 잇몸 등에 문제가 없는지 확인을 해야 한다. 생활 속에서 충치를 예방하는 방법은 여러 가지가 있다.

우선 가능하면 충치의 요인이 되는 음식을 덜 먹는 것이다. 간식을 줄이고 간식 후에는 반드시 칫솔질을 하는 것도 잊지 말아야 한다. 간식 후 칫솔질을 하면 세균도 제거하면서 치석을 없애는 데 효과적이다.

정신질환, 특히 우울증 환자들 중에는 다른 질병을 앓는 환자보다 상대적으로 치아가 나쁜 경우가 많다. 우울증의 경우 침샘이 위축되기 때문에 치아가 잘 닦이지 않고, 이에 음식물이 부착돼 충치를 유발하기 쉽기 때문이다.

치아건강을 위해서는 가급적 인공 첨가물이 함유되지 않은 음식을 선택하는 것이 좋다. 치아관리에 도움이 되는 식품은 계란과 두부, 우유, 멸치, 채소, 과일 등이다. 치아에는 특히 석회질, 즉 단백질과 칼슘이 많이 들어 있는 식품이 좋다.

40 ● 탄산음료 해악

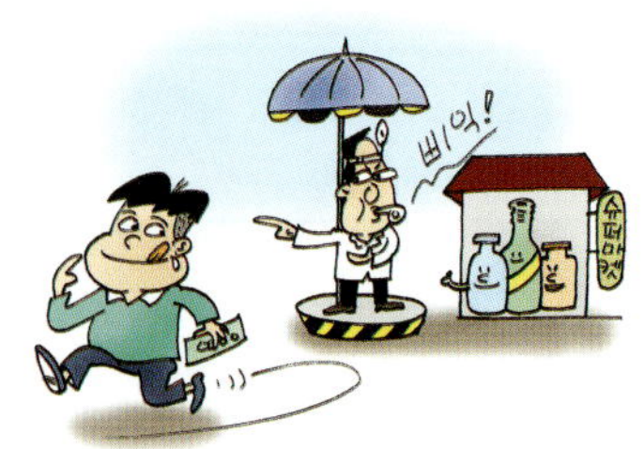

지난 주 국내 한 시민단체는 "인체실험을 통해 패스트푸드의 영양불균형 문제가 심각한 수준임이 드러났다"면서 "어린이 시청시간대 패스트푸드 TV광고 금지운동과 함께 패스트푸드 성분표시 의무화 운동을 벌일 것"이라고 밝혔다.

24일간의 체험기간에 하루 세끼를 패스트푸드 매장에서 판매한 음식만 먹은 결과 과도한 지방섭취로 간 기능에 무리가 오는 이상증세를 보였으며, 실험에 참가한 사람의 경우 패스트푸드만 먹은 결과 간 기능이상 증세 외에 나트륨 섭취도 평균 일일 권장 섭취량보다 2~3배가 넘는 양을 섭취, 건강위해 요인으로 작용했다는 것이다.

실험방법의 과학성 여부에 대한 논란도 있지만 분명한 것은 패스트푸드가 생활의 변화를 가져온 식품임에 틀림없다는 것이다. 그런 점에서 이번 시민단체의 입장은 패스트푸드의 편리성에도 불구하고 건강에는 해로울 수 있기 때문에 가급적 자제가 필요하다는 경고로 받아들여진다.

치아건강을 위해서는 탄산음료도 좋지 않다. 치과 전문의들이 좋지 않다고 판단하고 있는 대표적인 음식 중의 하나가 바로 탄산음료이다. 대부분의 탄산음료는 강한 산성과 다량의 설탕을 함유하고 있다. 한 연구에 따르면 캔 음료 하나에 큰 스푼으로 2~3개, 각설탕 기준으로 6내 내외의 설탕이 들어 있다. 이 설탕은 충치를 부르는 원인으로 작용한다.

유산균이 들어 있는 음료에 대해서도 부정적인 시각을 갖고 있는 전문가들이 많다. 장에는 좋을지 모르지만 입 안의 세균에는 좋은 것이 아니다. 탄산음료를 마셨을 때는 반드시 이를 닦아야 한다고 강조하는 것은 생각 이상으로 그 피해가 크기 때문이다.

우울할 땐 씹어라 ● 41

씹으면 뇌 활동이 활성화된다. 기분이 침체되었을 때 뭔가를 질겅질겅 씹으면 스트레스가 조금씩 사라지는 것은 뇌 활동이 활발해진 탓이다. 씹으면 뇌로 흘러가는 피의 양이 많아짐으로써 뇌 활동이 활발해진다.

한 조사에 따르면 운전 중 졸음을 이기려면 커피를 마시는 것보다 껌을 씹는 것이 더 효과적이라고 한다. 단물이 빠진 후 10분 이상 씹으면 이에 붙어 있던 음식물 찌꺼기가 닦이고 잇몸과 턱이 튼튼해진다. 늙기 싫다면 많이 씹으라는 보고도 있다. 씹는 과정에서 뇌에 산소 공급이 원활해지므로 노화방지에 효과적이다. 잘 씹으려면 우선 이가 튼튼해야 한다. 평균수명 연장으로 더 길어질 노후를 건강하게 보내려면 지금부터라도 이를 건강하게 유지하고 더 많이 씹어야 할 것 같다.

음료는 충치를 부르는 원인이다. 이의 미네랄 농도는 ph5 이하에서 뚜렷이 줄어드는데 대부분의 음료가 ph5 이하의 낮은 산도를 유지하기 때문이다. 요구르트의 ph는 3~4, 탄산음료는 2.5~3.5, 과즙음료는 2.7~3.8, 이온음료는 2.8~3.4 등이다. 음료를 마신 뒤에는 물이나 구강 세정액으로 입 안을 헹궈야 한다. 그래야 이가 약해지거나 충치가 생기는 것을 막을 수 있다.

설탕도 치아건강에 악영향을 미친다. 설탕은 입 안에 들어가면 입 속의 세균 '스트렙토코카스뮤턴스'와 합쳐져 덱스트린을 만드는데, 이것이 충치의 결정적인 원인이다. 덱스트린은 이의 표면에 붙어 있다가 제 몸에다 음식물 찌꺼기나 다른 세균들을 덧붙인다. 이렇게 만들어지는 플라그는 세균 덩어리이다. 여기에 음식물의 당분이 합쳐져 나쁜 독소를 만들고 이 독소가 치아를 썩게 만든다. 이 과정까지 걸리는 시간은 4~5분에 불과하다. 설탕을 먹었다면 곧바로 이를 닦는 것이 충치를 예방하는 최선의 방법이다. 닦을 수 없다면 물로 헹궈내기만 해도 큰 효과를 볼 수 있다. 설탕의 흰색과 충치의 검은색, 이것이 바로 설탕이 가진 두 얼굴이다.

42 • 규칙적인 식습관

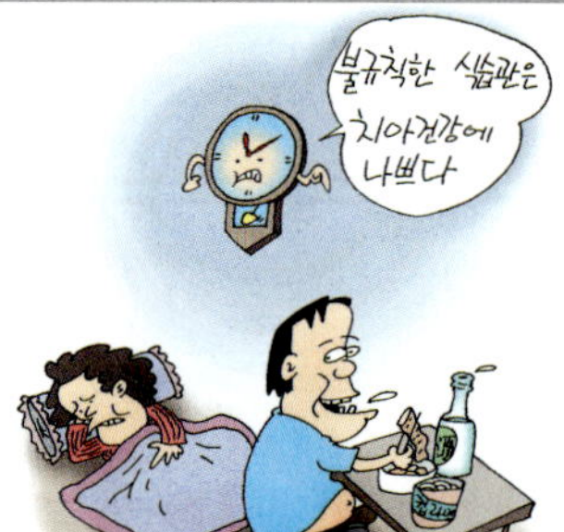

규칙적인 생활은 건강을 유지하기 위한 필수적인 요소이다. 이는 특정인에게만 해당되는 것이 아니다. 건강장수를 염원하는 모든 사람들이 지켜야 할 기준이다. 생활이 규칙적이지 못한 사람이 건강을 유지하는 데는 뚜렷한 한계가 있다.

좀 더 구체적으로 접근해 보면 치아건강도 마찬가지다. 치아가 건강하지 못한 사람은 규칙적이지 못하거나 불균형한 식습관을 갖고 있는 경우가 많다. 또 치아가 약한 환자들의 공통점 중의 하나는 가공식품을 즐겨 먹는다는 것이다. 야채나 과일 등 몸에 좋은 식품을 멀리하고 먹는 주기도 불규칙적이다. 간식이 건강에 나쁘다고 말할 수는 없다. 그러나 불규칙적으로 간식을 먹는다면 치아를 제대로 관리할 수 없다. 간식을 먹은 후 바로 칫솔질을 한다면 문제가 없지만 불규칙적으로 간식을 즐기는 대부분의 사람들은 칫솔질 역시 제대로 하지 않기 때문이다.

따라서 하루 세끼 식사나 간식은 일정 시간에 규칙적으로 먹는 것이 바람직하다. 이는 위장건강뿐만 아니라 치아건강에도 절대적인 영향을 미친다. 단정할 수는 없지만 식사시간을 정확히 지키지 않는 사람일수록 열심히 이를 닦는 습관을 갖고 있지 않을 가능성이 높다.

우리 주변에는 태어날 때부터 이가 약했다고 말하는 사람들이 더러 있다. 이러한 경우는 후천적인 요인보다는 임신 중 어머니가 균형 있는 식사를 하지 않았기 때문인 경우가 많다. 치아가 약하다고 하면 무조건 칼슘과 연관을 지우는 사람들도 있는데 꼭 그런 것만은 아니다. 아이가 엄마의 몸 속에 있을 때는 칼슘만으로 치아를 만드는 것이 아니기 때문이다. 단백질과 지방, 비타민 등 여러 영양소를 골고루 섭취하는 것이 필요하다. 식사 전체의 균형이 잡히지 않을 경우 태아건강에 미치는 악영향은 매우 크다.

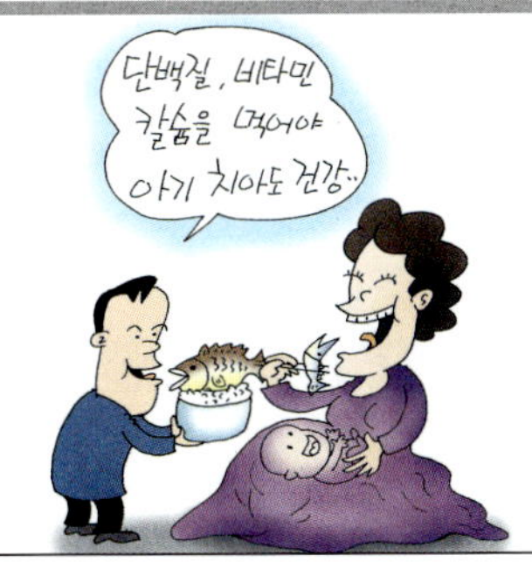

임신기간 중에 영양섭취를 잘 하는 것은 임신부뿐만 아니라 태어날 아이를 위해서도 꼭 필요한 일이다. 치아건강도 마찬가지다. 치아건강은 사실상 태아 때부터 신경을 써야 한다. 임신부가 주의를 기울여 균형 있는 식사를 했다면 치아가 건강한 아이를 기대할 수 있다.

특히 아이를 가졌을 때는 양질의 단백질과 비타민, 칼슘 등을 섭취하는 것이 매우 중요하다. 아이가 태어난 후에는 이가 나기 시작할 때부터 어머니가 관심을 가져야 한다. 아이가 태어난 지 보통 6개월이 지나면 앞니가 나고 어금니는 1~2세에 난다. 그런데 이 시기에 잊지 말아야 할 것은 앞니가 나기 시작할 때부터 이를 닦아줘야 한다는 것이다. 물론 유아가 칫솔을 사용해 이를 닦을 수는 없는 일이다. 이때는 엄마가 거즈로 치아 표면을 닦아주는 것이 좋다. 칫솔을 사용하면 잇몸에 상처를 낼 가능성이 높기 때문이다.

아이가 자라면서 식습관에 대한 관심도 가져야 한다. 한 조사결과에 따르면 문명과는 전혀 상관없는 아프리카 어느 지역에는 이를 닦는 습관이 없는데도 불구하고 충치나 부정교합이 매우 적었다고 한다. 이는 문명의 발달과 함께 바뀐 식생활 패턴이 치아건강과 밀접한 상관성이 있다는 것을 의미한다.

요즘 아이들은 딱딱하고 질긴 음식보다는 무르고 단 음식을 좋아한다. 가정마다 식단을 자세히 보면 잇몸을 탄탄하게 하고 치아를 건강하게 하는 질기고 딱딱한 음식은 찾아보기 힘들다. 호랑이, 사자 등 맹수들이 칫솔질을 하지 않는데도 치아가 고르고 강한 것은 질기고 딱딱한 식습관이 체질화된 덕분이다.

이를 보호하는 습관을 몸에 익히는 데는 특별한 나이와 시기가 없다. 치아건강을 생각한다면 어릴 때부터 이를 보호하는 습관을 가지도록 도와주고, 30, 40이 넘었더라도 항상 관심을 가져야 한다.

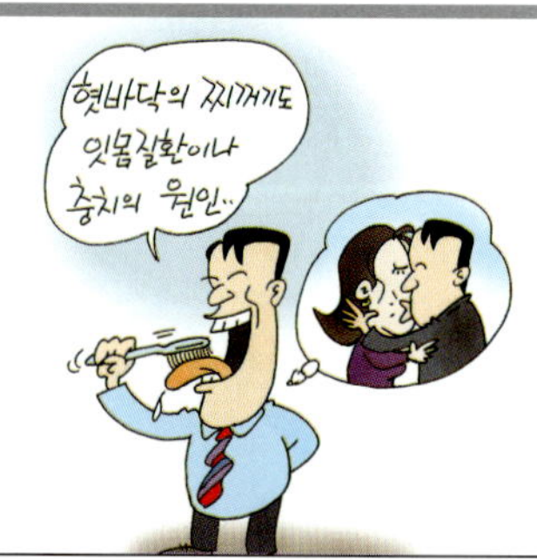

44 ● 방치가 화를 부른다

치아를 구성하고 있는 성분으로는 칼슘과 인, 무기질 등 여러 가지를 꼽을 수 있다. 어떤 사람은 치아의 주성분은 칼슘이므로 그것만 열심히 먹으면 치아를 튼튼하게 할 수 있다고 믿지만 그것은 잘못된 생각이다.

다른 건강과 마찬가지로 치아 역시 칼슘만으로 해결되는 것은 아니다. 비타민과 미네랄, 단백질 등 영양소를 골고루 섭취해야 한다. 그러므로 편식하지 않고 골고루 먹는 것은 인체 모든 부분의 건강을 지키기 위한 만고의 진리인지도 모른다. 다만 칼슘의 경우 우리나라 사람들에게 부족하기 쉬운 영양소이기 때문에 더욱 신경을 써야 한다. 칼슘 하면 생각나는 것이 생선이다. 생선의 이점은 영양소적인 측면뿐만 아니라 섭취하는 과정에서도 잇몸을 튼튼하게 해준다는 것이다.

치과 전문의들은 30대 이상이라면 가끔씩, 그리고 계획을 세워서라도 딱딱한 음식을 먹기를 권한다. 잇몸과 치아건강을 위해서는 다소 딱딱한 음식이 도움을 주기 때문이다. 특히 작은 생선은 뼈까지 씹어 먹을 수 있기 때문에 여러모로 도움을 준다. 다만 먹을 때 작은 뼈가 구강 내부에 상처를 줄 수 있으나 조금만 조심하고 신경을 쓰면 문제가 없다. 그만큼 뼈까지 먹을 수 있는 작은 생선은 치아건강에 이롭다.

이처럼 치아건강에 도움을 주는 음식이 있는 반면에 설탕은 좋지 않다. 충치나 잇몸염증의 원인은 치구 속에 있는 세균인데, 치구의 전단계가 바로 덱스트런이고 덱스트런을 만들어내는 것이 바로 설탕이다. 잇몸염증은 설탕과 무관하다고 생각하는 사람들이 많은데 그렇지 않다. 잇몸염증의 원인이기도 한 치구는 설탕에 의해 만들어진다.

30대부터는 가급적 설탕 섭취를 줄이되 딱딱한 음식은 늘리자. 지나치지 않을 만큼의 딱딱한 음식은 치아건강에 도움을 준다.

3

입 안에 생기는 병

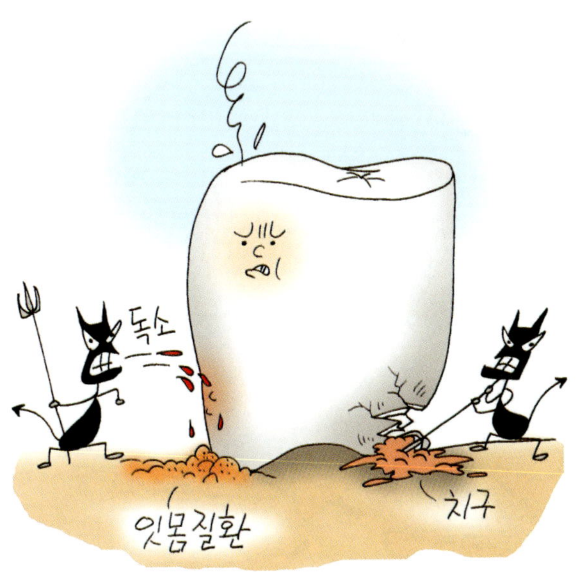

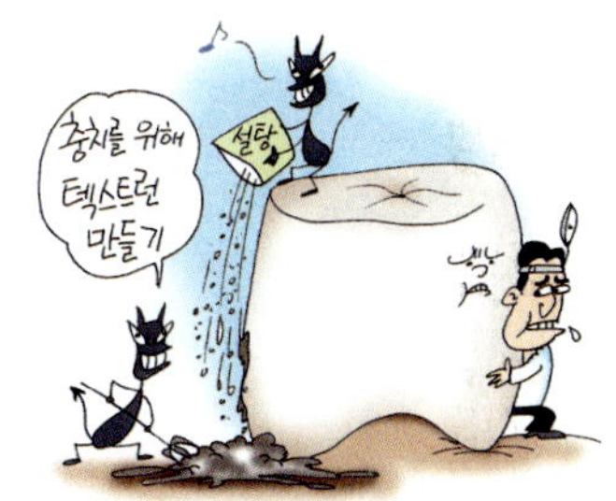

치아건강을 유지하는 방법 중 하나는 충치를 최대한 예방하는 것이다. 충치를 막는다는 것은 말처럼 쉬운 것이 아니다. 그러나 충치는 바로 생기는 것이 아니라 일정의 단계를 거쳐 나타나므로 주의 깊게 살펴볼 필요가 있다.

치아가 썩기 전에는 표면에 '덱스트런'이라는 막이 생긴다. 입 속에 있는 세균이 주로 설탕을 이용해 덱스트런을 만든다. 이것은 매우 끈적끈적하기 때문에 음식물은 물론, 세균이 잘 달라붙는다. 덱스트런이 만들어지면 일단 충치가 생길 수 있는 여건이 형성되는데 이것이 치구로 변해간다.

치구에 녹말이나 당질 등 음식물의 당분이 들어붙으면 세균은 당을 원료로 삼아 산(酸)을 생성하는데 이것이 두 번째 단계이다. 당분만으로는 충치가 생기지 않고 당분과 합성해야 생길 수 있다는 말이다.

세균에 의해 만들어진 산은 치아 표면을 공격한다. 이처럼 치아는 산에 의해 무수히 공격을 당한다. 따라서 충치를 근본적으로 예방하기 위해서는 설탕으로 인해 치아 표면에 만들어지는 덱스트런을 억제해야 한다. 국내외의 많은 의학자들은 설탕보급이 매우 저조했던 1945년 전에는 충치환자가 적었다는 것을 강조하고 있다.

그러나 현실적으로 설탕을 전혀 섭취하지 않는 것은 불가능하다. 때문에 평소 칫솔질을 열심히 해서 막는 수밖에 없다. 그리고 칫솔질을 하다가도 치아 표면을 자세히 살펴보는 것이 필요하다.

찬물이 닿았을 때 시리거나 아프면 위험신호다. 이 정도 수준에서 치과를 찾으면 치료는 간단하다. 그러나 덴탈 플로스라는 치실이 걸리거나 끝이 가늘게 갈라지면 충치가 생겼을 가능성이 높다. 인접면에 생긴 충치는 아무리 열심히 칫솔질을 해도 치료가 되지 않는다. 이 역시 조기에 치료를 받으면 간단히 고칠 수 있다.

46 ● 충치가 오기 전의 증상

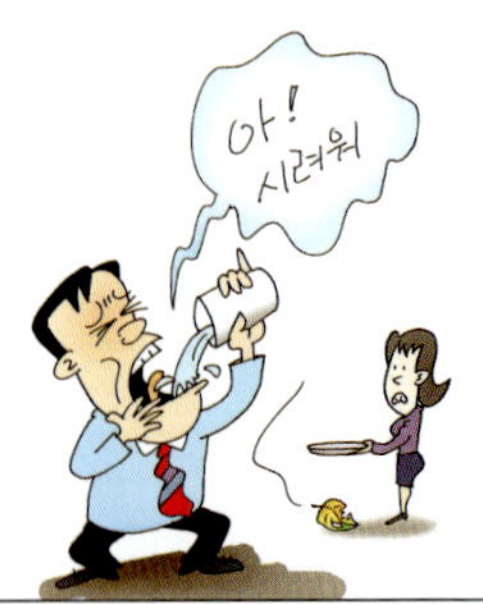

충치는 어느날 갑자기 오지 않는다. 30대 이상 성인의 충치는 오랜 시간 지속되어 나타난 결과물이다. 그런 점에서 충치가 오기 전 단계의 증상을 이해하면 예방에 도움이 된다.

충치 전 단계의 대표적인 증상은 △이가 시리거나 △흔들리면서 △아프고 △잇몸에 염증이 오는 것이다. 충치는 에나멜질과 상아질 등으로 점점 침범해 가는데 상아질까지 공격을 당하면 바로 자각증상이 나타난다.

상아질이 침해당했을 때 물을 마시면 이가 시리고, 가을이나 겨울철 찬바람이 불어도 이가 시리다. 귤이나 사과가 아닌 단 과일을 먹었을 때 이가 시리다고 호소하는 사람들 역시 드물지 않다. 이 정도가 되면 이 속에 있는 치수(齒髓)에 이상이 생겼다는 것을 의미한다.

찬 물이 아니라 더운 물을 마셔도 시리거나 아프다면 이미 치수가 염증을 일으키는 단계라고 보면 틀림없다. 이가 흔들리는 것도 위험신호다. 치근 끝 부분에 문제가 있으면 이가 흔들리는데, 바로 치료가 필요하다는 위험 신호이다. 치조농루가 원인인 경우가 많은데 때에 따라 너무 피곤해도 일시적으로 나타날 수 있다.

치통도 치아건강과 밀접한 관련이 있다. 충치의 경우 이가 쿡쿡 쑤실 때는 치수가 상당히 침범을 당한 단계이다. 치수가 부어 신경을 압박하면 통증이 나타나기 때문이다. 물을 입에 머금거나 진통제를 복용하면 통증이 사라지기도 하지만 근본적인 치료 없이는 증상개선이 불가능하다. 치아 신경의 경우 건강한 부분을 최대한 많이 남겨두는 것이 치료의 원칙이다. 하지만 심하게 악화됐다면 곤란하다.

충치로 잇몸이 붓는 사례도 많다. 이럴 땐 상당수가 통증을 동반하면서 급격하게 붓는 양상을 보인다. 또한 간혹 오랫동안 통증을 겪은 환자 일부는 얼굴모양까지 변한다.

참기 힘든 충치통증 ● 47

충치로 인한 치통은 무작정 시작되는 것이 아니다. 충치가 있다는 것을 알고 있으면서 방치했거나 치료를 소홀히 했을 때 나타난다. 치통을 느낄 정도라면 충치가 상당히 악화된 상태라고 보면 틀림없다.

그러나 딱한 것은 충치로 인한 치통은 낮보다는 밤에 심하다는 것이다. 밤잠을 설쳐가며 치통을 인내해야 하는 것은 보통 고통이 아니다. 치통으로 응급실에 가는 것도 그렇고, 아무런 처치 없이 있자니 너무 아프고……. 환자 입장에서는 참으로 난처하다.

이때는 집에서 나름대로 할 수 있는 응급처치로 통증을 가라앉히면 도움이 된다. 우선 지나치게 이가 시릴 경우에는 칫솔질을 가볍게 하면서 가능한 치아 주변을 청결하게 유지하는 것이 도움이 된다.

충치 구멍 속에 있는 음식물 찌꺼기를 씻어낸다. 구멍에 탐폰에 적신 정향유나 석탄산소 약제를 바르는 것도 좋다. 석탄산소 약제는 치과용 진통제로 사용되고 있는데 평소에 준비하는 것이 바람직하다. 이런 처치를 해도 통증이 가라앉지 않는다면 문제 부위를 차게 해주는 것도 도움이 된다.

충치가 생겼을 때 어떤 사람들은 치아를 뽑는 것을 능사로 생각하는데 그것은 바람직하지 않다. 치근이 건강하다면 뽑지 않아야 한다. 물론 증상이 악화되어 치아를 제거해야 하는 경우도 많다. 충치가 말기단계까지 와서 치수 부분까지 세균 등에 침범을 당하면 음식을 씹을 수도 없고 통증을 느낀다. 잇몸이 붓는 것은 물론, 볼과 심하면 턱까지 붓는다. 이 정도가 되면 잇몸에 마취를 한 후 신경을 제거할 수밖에 없는 단계까지 온 것이다.

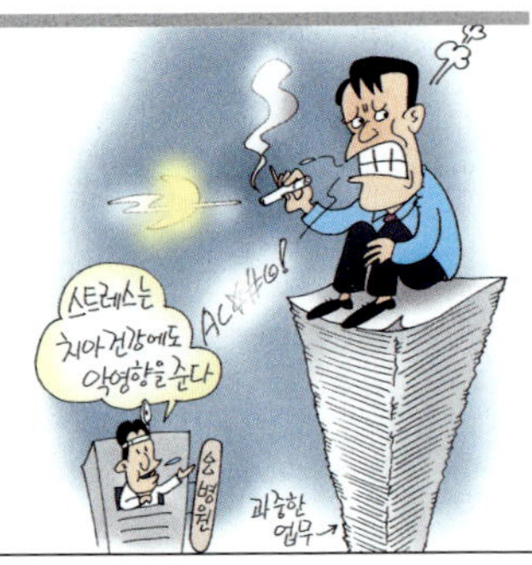

몇 년 전 서울 신촌에 국내 처음으로 산소방이 문을 열었다. 신선한 산소를 체내에 공급함으로써 공해와 스트레스에 찌든 사람들의 몸과 마음을 맑게 해 주는 것이 산소방의 목적이다. 그만큼 우리의 몸과 마음은 대기 중의 산소를 마시는 것만으로는 회복되지 않을 정도로 찌들어 있고 스트레스 과부하 단계에 다다른 것인지도 모른다.

작품성 있는 외국영화가 외면당하고 오락성 짙은 헐리우드 영화가 전세계를 장악한 이유는 가벼움에 있다. 스토리를 몰라도 선과 악의 대비가 분명하므로 언제든지 합류가 가능하고 쫓고 쫓기는 스릴을 즐기다 보면 어느새 한 시간 반의 영화상영 시간이 후딱 지나가 버린다. 산소처럼 신선하지는 않더라도 복잡한 현실을 벗어나 머리를 식히는 데는 그만인 것이다.

스트레스는 위장장애나 수면장애, 과민성 대장증상, 피부병, 정신장애, 입술 주위 염증 등을 부르는 원인이다. 그리고 치아건강에도 치명적인 영향을 미친다. 이를 입증하기 위해 미국의 치과의사 마틴 프로텔은 치과 환자들의 50%가 정신적인 긴장감이나 불안감 속에서 생활하고 있다는 조사결과를 내놓았다.

일본 도쿄의대 치과 교수도 스트레스 수치가 높은 집단이 그렇지 않은 집단보다 충치가 훨씬 많았다는 연구결과를 내놓았다.

심리적 긴장을 계속하게 되면 침의 분비가 크게 줄어든다. 침에는 세균을 억제하는 성분이 함유되어 있으므로 침의 분비가 줄어든다는 것은 그만큼 세균의 활동영역이 넓어진다는 말이다.

긴장을 하고 있으면 아드레날린이 분비되는데 이 아드레날린은 항체생산을 떨어뜨린다. 스트레스를 받는 만큼 충치나 플라그의 생성, 치주염에 걸릴 가능성이 높아진다. 심하면 이가 흔들릴 수 있고 턱 관절까지 무리를 준다.

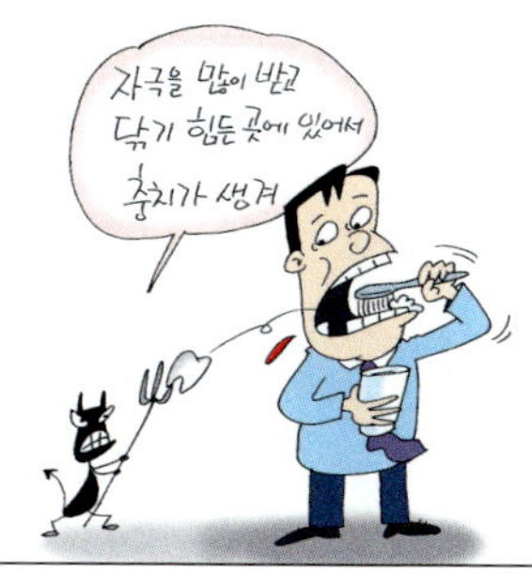

몇 개의 치아가 문제가 있다고 당장 생명에 위협을 주는 것은 아니다. 그러나 간과하다가는 결국 큰 화를 부른다. 선진국에 비해 우리나라 사람들은 치아에 그다지 신경을 쓰지 않는다. 먹고 살기에 힘들기 때문에 그렇다고 할 수 있으나 무엇보다 사회풍조가 크게 작용하는 것으로 보인다.

생활을 하면서 속이 조금이라도 이상하다 싶으면 위내시경 등 여러 가지 검사를 하면서도 잇몸에 염증이 있다고 말하면 특별히 관심을 갖지 않는다. 염증 정도야 아무렇지도 않게 생각한다.

그러나 치아가 한두 개 없거나 문제가 생기면 그때부터 불편이 어느 정도인지 실감을 하기 시작한다. 요즘 유행하는 임플란트 시술의 경우 제대로 하려면 치아 1개당 300~400만 원이 들어간다. 10개가 문제가 있다고 가정했을 때 최소 3,000만 원에서 많게는 4,000만 원의 비용이 필요하다.

그런데 치아건강에 결정적으로 영향을 미치는 것이 바로 잇몸염증이다. 평소 잇몸염증만 잘 예방하면 문제가 없다는 말이다. 외국에서 실시된 치아건강관련 실태조사 결과보고에 따르면 20세에 잃는 치아는 1개, 40세는 2.5개, 50세가 되면 급격하게 늘어 7.5개, 60세가 되면 50세의 2배인 15개이다.

그 이상의 나이에는 몇 개의 치아가 남겠는지 상상을 해볼 만하다. 그런데 재미있는 사실은 일반적으로 가장 먼저 잃는 치아가 두 번째 어금니(뒤 어금니)라는 것이다. 늘 음식을 씹는 위치도 아니고 외상을 잘 당하는 곳도 아닌데 가장 먼저 잃는 이유가 무엇일까.

그것은 아마 다른 요소보다는 입 안의 구조 때문이 아닌가 생각된다. 우선 이를 닦기 힘든 위치에 있다. 칫솔이 제대로 닿지 않아 충치가 생기기 쉽다. 여기에다 두 번째 어금니는 가장 자극을 많이 받는다.

50 ● 치아건강과 생명

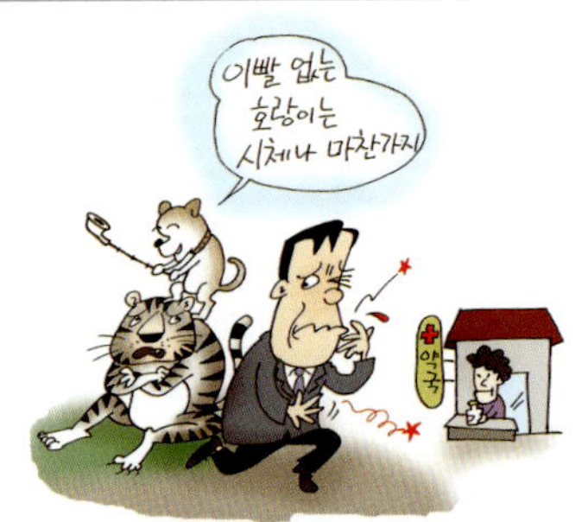

야생동물 사회에서 치아는 자신의 생명과 직결되는 사항이다. 어떤 맹수라도 충치가 있거나 외부적 요인으로 치아를 상실했을 때는 맹수로서의 위치를 바로 상실하기 때문이다. 그만큼 동물의 세계에서 치아는 생명과 직결될 뿐만 아니라 생태계 흐름을 좌우하는 결정적인 요인이다.

인간사회도 크게 다를 것이 없다. 인간에게 치아는 매우 중요한 기관이고, 치아의 기능이 떨어지면 건강유지에 큰 어려움을 겪는다. 무엇보다 치아는 씹기 위한 기관이다. 그런 점에서 치아는(물론 인체생리학적인 측면과는 다르지만) 위나 장과 같은 소화기관의 일부를 이루는 장기로 생각해도 무난하다. 우리 주변에는 치아가 나빠지면서 위장질환이 생긴 환자들이 상당히 많다. 충분히 씹으면 위장에 문제가 없는데도 제대로 씹지 못하기 때문에 위장병이 생기는 것이다. 그런 점에서 사람들의 치아건강에 절대적인 영향을 주는 것은 바로 충치이다.

충치는 치과의학적으로 우식증이라고 한다. 이환치 그 자체를 가리키는 경우도 있다. 충치가 없는 사람은 매우 드물고, 성인의 경우 80% 이상에 해당하는 사람들이 충치를 앓고 있다. 미개인에게는 적은 반면, 문명인에게 많으며 야생동물에는 없는데 동물원에서 자라는 사육동물에는 있다.

원인은 미국 치과의사 W.D.밀러(1853~1907)의 연구를 바탕으로 한 화학세균설이 일반적으로 인정된다. 구강 내에 있는 세균 발효작용에 의해 치아에 부착된 당분이나 전분 등 탄수화물이 분해되어 생기는 젖산이 치아 경조직의 석회를 탈각시키며, 특히 유기성분이 단백질을 용해하는 다른 세균의 작용에 의해서 파괴된다는 것이다. 이 밖에 충치에 걸리기 쉬운 소질은 유전한다고 하며, 특히 치아 발생기에 비타민이나 칼슘이 부족해 법랑질의 발육부족을 야기하거나 당분, 산성식품을 과도하게 섭취한 것도 원인으로 꼽힌다.

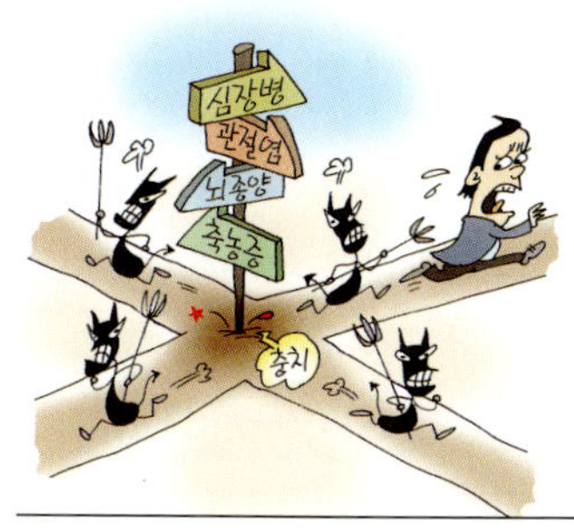

사람의 입 속에는 수백여 종의 세균이 살고 있다. 충치가 있을 경우에는 이들 세균의 일부가 치아의 깊이 패인 곳의 혈관을 따라 온몸으로 퍼져 심각한 질병을 일으킬 수 있다. 물론 모든 충치환자가 그렇지는 않다.

치아 부근의 세균이 혈관을 따라 온몸에 퍼질 경우 심장내막염을 부를 수도 있다. 심장이 건강한 사람은 해당되지 않으나 심장병으로 수술을 받은 지 얼마 되지 않았거나 선천적으로 심장에 결함이 있는 사람들은 충치를 통해 들어간 세균이 심장내막염을 일으킬 수 있다. 치과에서도 이런 환자에게는 치료시 미리 항생제를 투여하는 것이 상식이다. 심장내막염뿐만이 아니다. 충치를 통해 따라 들어간 세균은 관절염을 악화시킬 수 있다. 따라서 관절염 치료를 하는데도 잘 낫지 않고 만성화된 환자라면 충치가 있는지 정확한 진단을 받아 보는 것도 좋은 방법이다.

여기에다 치과질환은 매우 드물기는 하지만 뇌수막염이나 뇌종양을 일으키기도 한다. 또한 만성적인 충치는 축농증을 유발하기도 한다. 윗니가 썩어 오래 되면 혈관을 따라 들어간 세균이 콧속의 빈공간(상악동)에 염증을 일으켜 축농증을 유발할 가능성이 높다.

충치에만 국한되는 것이 아니다. 만성 잇몸질환 역시 세균이 몸 속으로 침투하는 통로가 될 수 있다는 점에서 조기치료가 강조된다. 그렇다고 지나치게 불안해할 필요는 없다. 충치나 치주염을 통해 혈관 속에 세균이 들어가더라도 건강한 사람은 거의 문제가 없다. 다만 만성질환을 앓고 있거나 면역력 저하로 치료를 받는 환자에게는 심각한 합병증을 불러올 수 있다.

충치는 이가 아프고, 입 냄새의 원인이 되는 대표적인 치과 질환이다. 심하게 아프지 않으면 치료를 미루는 경우가 많지만 악화되어 뿌리까지 썩어 들어가면 치과질환으로 그치지 않는다는 것을 명심해야 한다.

52 ● 술과 담배

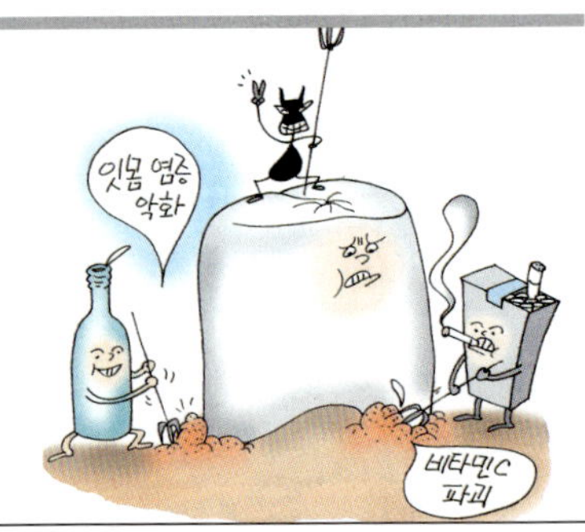

얼마 전 서울행정법원은 30년간 술과 담배를 즐겼다는 이유로 공무원연금관리공단이 유족보상금을 절반으로 줄여 지급키로 한 것은 부당하다고 판결했다. 서울행정법원 행정11부는 서모 씨(여)가 공무원연금관리공단을 상대로 낸 유족보상금 감액처분취소 청구소송에서 원고승소 판결을 내렸다.

재판부는 "서 씨의 남편인 김모 씨는 1996년부터 2002년까지 받은 건강진단에서 고혈압, 간장질환, 심장질환 등이 확인됐지만 이 같은 사정만으로 피고나 요양기관으로부터 '요양에 관한 지시에 불응' 한 것으로 볼 수 없다"고 판시했다.

재판부는 "김 씨가 건강검진에서 고혈압이 의심된다는 판정을 받았으나 종전과 같이 음주와 흡연을 계속했다는 것만으로 피고가 중대한 과실을 내세워 유족보상금의 절반을 감액 지급키로 한 것은 위법"이라고 덧붙였다.

필자는 여기에서 술과 담배로 인해 피해를 받은 유족이 승소했다는 재판결과를 전하려는 것이 아니다. 술과 담배는 건강에 치명적인 악영향을 미치는 것이 분명하지만, 평소 치아건강에도 절대적인 영향을 미친다는 것을 강조하고 싶다.

최근에는 건물 내에서 흡연을 금하고 있기 때문에 흡연인구가 다소 줄어들었다고 하지만 눈에 띌 만큼은 아닌 것 같다. 담배는 폐에도 좋지 않지만 비타민 C를 급속히 감소시켜 스트레스에 대항하는 힘을 무력화시키기도 한다.

뿐만 아니다. 비타민 C는 출혈을 막는 작용을 한다. 출혈은 잇몸염증을 악화시키거나 심장병의 원인이 되기도 하기 때문에 절대적으로 막아야 한다. 술도 적당히 마시면 문제가 없지만 지나치게 마시면 문제다. 흡연과 음주는 잇몸염증을 악화시킨다.

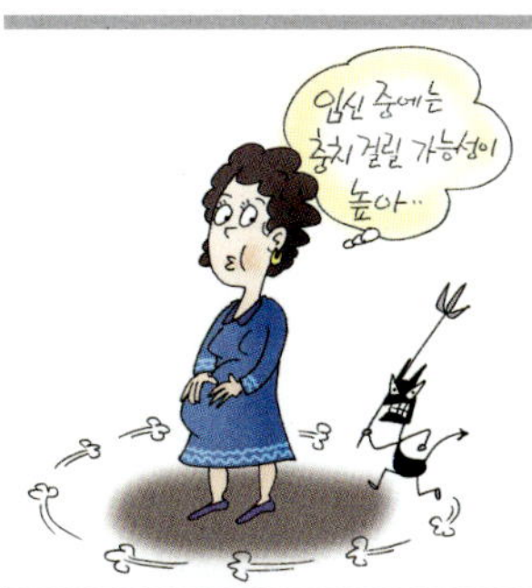

중년 이후 충치가 악화되면 치아 뿌리까지 상하기 쉽다. 여기에다 시간이 지나면서 점점 잇몸까지 내려앉는다. 잇몸이 내려앉을 때 전형적으로 나타나는 증상 중의 하나가 치아 뿌리 윗부분(치근부)까지 드러나는 것이다.

이 치근부는 원래 잇몸 안에 있어야 정상이지만 충치와 잇몸질환을 장기적으로 앓게 되면 눈으로도 보인다. 외국에서 발표된 임상논문에 따르면 출산경험이 있는 여성들이 남성에 비해 충치가 많다.

임산부들에게 충치가 많은 것은 무슨 이유일까. 전문가들에 따라 원인분석에 차이가 있지만 분명한 것은 칼슘의 부족 때문에 오는 것은 아니라는 것이다. 아이가 뱃속에 있으면 아이에게 영양을 빼앗겨 엄마의 이가 흔들린다는 주장도 있지만 그 주장은 신빙성이 없다.

치아의 칼슘이 빠져나가 이가 약해진다면 뼈에 있는 칼슘도 빠져 나가 임신부의 뼈가 약한 상태가 되어야 하지만 현실은 그렇지 않다. 그런 점에서 임신을 경험한 여성들에게 충치가 많은 것은 몸의 변화가 큰 원인으로 보인다.

임신 중에는 입 안의 산도(酸度)가 높아지는데 산도가 높아지면 그만큼 충치에 걸릴 가능성이 높다. 체온도 상승한다. 충치는 입 안의 세균이 원인이 되어 발생하며 체온이 상승하면 번식하기도 쉬운 환경이 된다.

여기에다 임신부들이 하는 입덧은 충치발생과 연관이 있다. 속이 불편해 제대로 먹지 못하니 조금씩 먹게 되고, 결국 그때마다 치아를 닦는 것도 등한시할 수밖에 없다. 구역질을 심하게 하는 여성들 중에는 이 닦기를 더욱 기피하는 경우도 많다.

이런 종합적 요인들은 임신경험이 있는 여성들의 충치 발생률을 높이는 직·간접적인 요인인 것으로 보인다. 임신 중 치아청결 관리는 무엇보다 중요하다.

54 ● 돌아올 수 없는 강

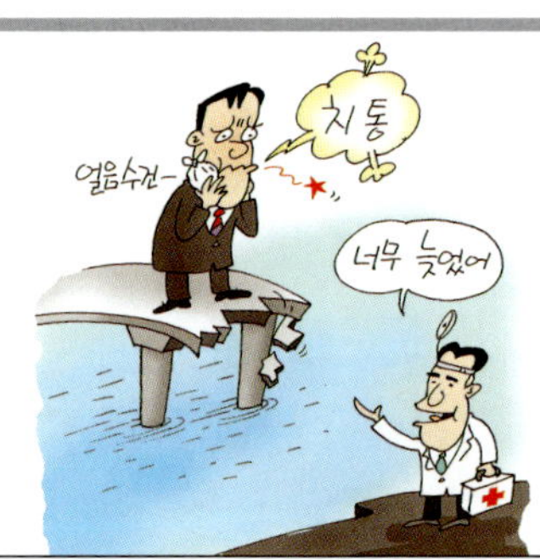

나이가 60 이상이 된 사람들 중에서 한밤중에 갑자기 치통으로 고생해 보지 않은 사람은 드물 것이다. 치통이 왔을 때 어떤 사람들은 식초를 묽게 해서 아픈 부위를 적셨고, 또 어떤 사람들은 얼음수건을 만들어 치통을 가라앉혔다.

물론 집안에 진통제라도 있는 경우는 다행이겠지만 과거에는 집집마다 진통제를 보관하는 경우는 거의 드물었다. 약을 구한다는 것 자체가 어려운 시대였으니 말이다. 치통은 통증으로 끝나는 것이 아니라 식욕을 가라앉힐 뿐만 아니라, 인상을 찡그리게 만듦으로써 대인관계에 좋지 않은 영향을 미친다.

많은 사람들이 치통에 대해 '어느날 갑자기' 온다고 생각을 하는데 그것은 잘못된 생각이다. 갑자기 시작되거나 오는 것이 아니라는 말이다. 오래 전부터 점진적으로 악화되는 것이 치통이다. 그리고 치통의 원인은 대부분 충치이다.

충치가 왔더라도 처음부터 통증이 있는 것은 아니다. 대부분 초기 단계에는 시린 느낌을 받는다. 점차 시간이 지남에 따라 시린 증상이 통증으로 악화한다. 아주 약한 통증이라면 진통제로 가라앉힐 수 있지만 그것 역시 일시적인 방편밖에 되지 않는다는 점을 명심해야 한다.

따라서 치아가 지속적으로 시리거나 조금이라도 통증이 오면 바로 치과를 찾아 치료를 받는 것이 최선이다. 충치라는 것은 그냥 내버려 둔다고 좋아지는 것이 아니기 때문이다. 시간이 지나 악화되면 마지막에는 치아 뿌리까지 파괴한다.

아직 의학계에서도 논란은 일고 있지만 충치 그 자체가 부르는 또 다른 질병도 있다. 인과관계를 증명하기는 어렵지만 상당수 의학자들이 위궤양과 십이지장궤양, 류머티스관절염 등이 충치와 연관이 있다는 주장을 하고 있다. 질병의 종류에 따라 어떤 것은 시간이 지나면 자연스럽게 치료가 되기도 한다. 하지만 충치는 그렇지 않다. 오래 되면 될수록 되돌아올 수 없는 강을 건너는 것이다.

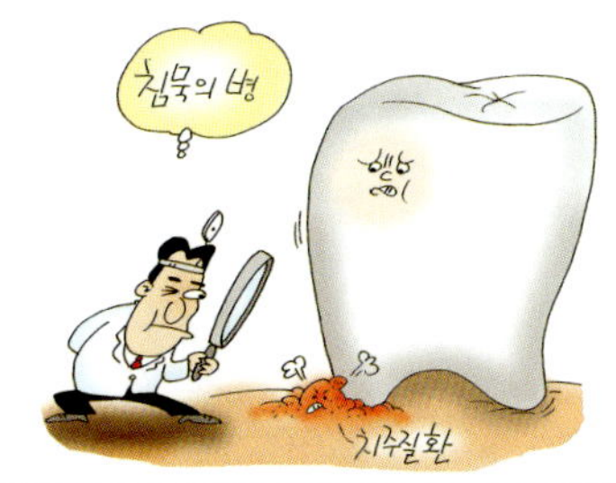

치주질환은 상당히 경계해야 하는 증상임에도 불구하고 많은 사람들이 무심하게 생각하고 있다. 정확한 통계는 없지만 40대 이상의 70% 정도는 경·중증의 치주질환을 앓고 있다.

치주질환을 나누어 보면 치은염과 치주염이 대표적이다. 치은과 치주의 차이는 이렇게 생각하면 된다. 치은을 쉽게 풀이하면 잇몸 부분이다. 그러므로 치은염과 잇몸염증은 같은 개념이다.

치주염은 치은염도 포함하는데 치조골과 치근막, 시멘트질 등이 떠받치고 있는 것 모두의 병이다. 대체로 치주염은 40세 전후부터 증가하기 시작하는데 통증이 없이 서서히 진행되기 때문에 치과에서 확인해 보기 전에는 잘 모른다.

치주염은 평지에 세운 콘크리트 기둥이 오랜 세월 비바람을 맞아 흔들리게 되는 원리와 비슷하다. 고혈압이 특별한 증상 없이 오는 질병이라 해서 '침묵의 살인자' 라고 불리는 것처럼 치주질환도 침묵의 병이라고 불린다.

머리가 지끈지끈 아프고 배앓이를 심하게 한다면 바로 병원을 찾는 것이 인지상정이다. 그러나 잇몸에서 조금 피가 나고 부어 있는 느낌이 드는 정도라고 신속하게 치과를 찾는 사람들은 거의 없다.

물론 치아건강에 관심을 갖는 사람이라면 그렇지 않겠지만 대부분 이가 흔들리기 시작하고 고름이 고여 이상한 냄새가 나야 병원 문을 두드린다. 그러나 이 정도가 되어서 병원을 찾으면 치료를 하는 데 상당한 기간이 걸린다. 환자 본인의 시간·경제적인 손실도 감안해야 한다. 이가 흔들리더라도 옆으로 흔들린다면 희망을 걸 수 있지만 세로로 흔들리면 치료가 어려워지고 가능하다고 하더라도 더 많은 시간이 걸린다.

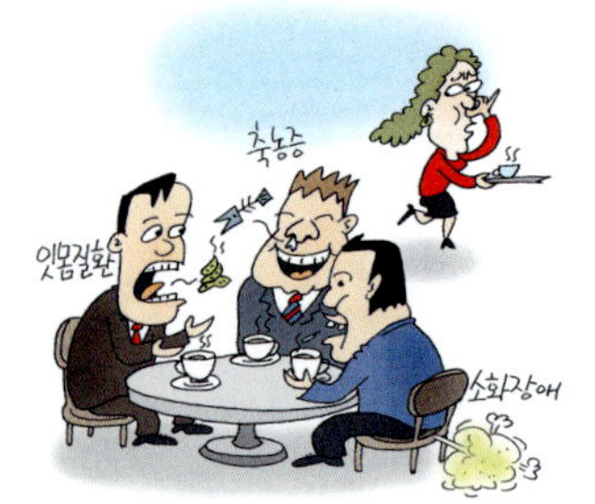

치경(齒莖)이라고도 부르는 잇몸은 비타민 C가 결핍되거나 혈우병, 백혈병 등 혈액질환이 있을 때 출혈이 계속 일어날 수 있다. 하지만 소량의 출혈은 대부분 치은염이나 치조농루 때문에 나오는 경우가 많다.

나이가 들면 하게 되는 임플란트 시술도 궁극적으로 잇몸건강을 제대로 지키지 못했기 때문이다. 문제는 잇몸에 염증이 있으면 대인관계에도 상당한 애로를 겪는다는 점이다. 아무리 치아가 가지런하고 깨끗해 보이는 사람도 대화를 할 때 지독한 입 냄새를 풍긴다면 좋은 인상을 줄 수 없다. 입 냄새에 대한 나쁜 경험은 누구나 쉽게 경험할 수 있을 정도로 일상화되었다.

특히 우리나라의 경우 사회활동을 하고 있는 성인의 40~50% 이상이 고민하고 있을 정도로 일상생활과 밀접한 관련이 있다. 물론 원인은 축농증, 소화장애 등 여러 가지지만 대부분은 구강문제에서 비롯된다는 것을 알 수 있다.

보통의 입 냄새는 간단한 양치질만으로도 어느 정도 예방할 수 있다. 냄새의 원인인 세균 활동이 왕성한 혀의 뿌리부분과 잇몸을 꼼꼼히 닦아야 한다. 충치, 치주질환, 감염성 질환이 있거나 불량 보철물이 부식하면서 풍기는 냄새라면 이미 질환이 심각하게 진행된 상태일 수 있으므로 원인질환을 치료해야 한다.

잇몸질환은 시간이 경과하면 더욱 악화한다. 처음에는 약간의 출혈이 있고, 염증이 있다는 것을 알 수 있는 정도이지만 치료시기를 미루면 이를 받치고 있는 치조골도 손상을 받아 치아가 흔들린다. 40대 이후라면 별 자각증상이 없더라도 상당수가 경·중증의 잇몸질환을 앓고 있다고 보면 틀림없다.

통증이 있는 것도 아니고 이상증상도 없는데 무슨 염증이냐고 생각할 수도 있을 것이다. 그러나 경증의 잇몸질환은 대부분 통증이 없다. 이 통증 없는 잇몸질환이 결국은 치아를 못쓰게 만든다.

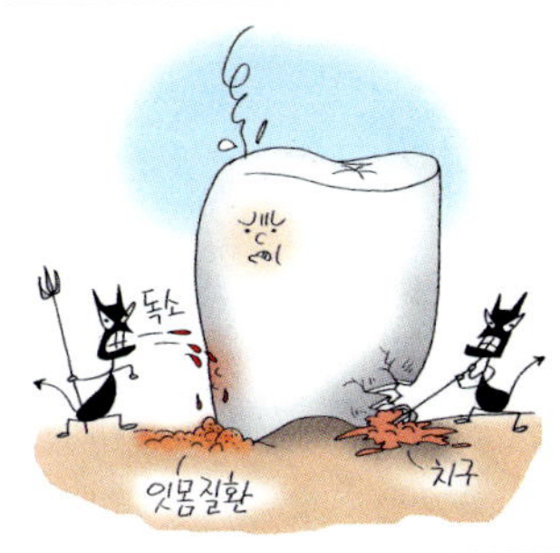

많은 사람들이 갖고 있는 잇몸질환의 원인 중 하나는 입 안에 있는 세균 덩어리인 치구(齒垢)이다. 쉽게 말하면 이에 붙어 있는 때이다. 그런데 피부에 있는 때와의 차이점은 치구는 방치할 경우 치아나 잇몸 뼈를 침식해간다는 것이다. 즉, 단순한 때가 아니라 세균 덩어리이기 때문이다.

보통 사람의 입에는 보통 구균(球菌)이 많고 사상균이나 스피로헤타 등이 있다. 그런데 잇몸질환 등에 걸리면 구균이 20% 정도 감소하는 등 입 안에 있는 균의 비율에 변화가 생긴다. 한 연구에 따르면 건강한 사람의 입에는 잘 움직이는 세균이 압도적으로 많은데 비해 움직이는 세균은 적은 것이 특징이다. 하지만 심하게 잇몸질환에 걸리면 움직이는 운동성과 비운동성의 비율이 비슷하게 됨으로써 구강건강을 더욱 악화시킨다.

세균 덩어리는 언뜻 보면 먹다 남은 음식 찌꺼기로 오해하기 쉽다. 이 표면을 손톱 등으로 문지르면 하얀 것이 나오기 때문이다. 하지만 치아 표면에 붙어 있는 흰 것은 양치질로는 떨어지지 않는다. 이것이 바로 세균 덩어리이다.

세균 덩어리는 침 속에 들어 있는 뮤신이라는 당단백질의 얇은 막에 쌓여 있다. 당단백질이기 때문에 자연스럽게 세균이 달라붙기 쉽고 음식물까지 붙으면 세균이 기하급수적으로 증가한다.

그렇다고 세균이 아무런 영향을 미치지 않고 그대로 붙어 있지는 않는다. 세균은 독소를 뿜고 독소는 궁극적으로 염증을 부르는 원인이 된다. 많은 사람들이 염증이 조금 생긴다고 치아건강에 무슨 영향을 미치겠느냐고 생각할지 모르지만 염증을 방치하면 치아가 빠지는 등 치아건강에 직접적인 영향을 미친다.

58 ● 건성으로 닦지 말라

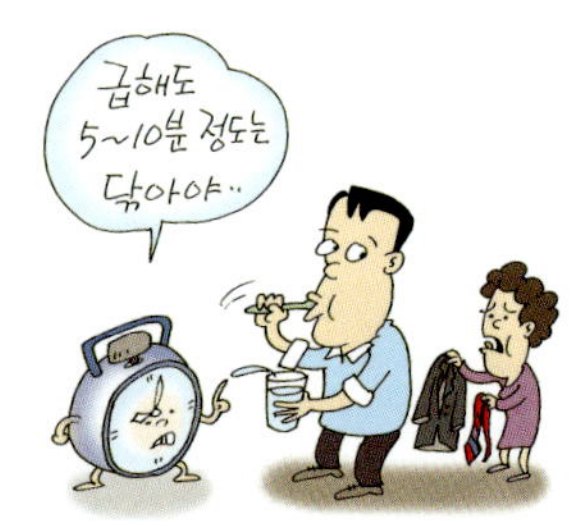

잇몸질환 예방과 치료를 위해서는 치아조직에 대해 이해가 필요하다. 많은 사람들은 통증이 오기 전까지 치아에 대해 관심이 적다. 아니, 어쩌면 무관심이라고 표현해도 무리가 없을 정도이다.

이를 매일 닦더라도 제대로 닦지 않으면 문제가 생긴다. 전문의들은 치아를 받치고 있는 부분을 치주조직이라고 하는데 이곳에 대해 이해가 적거나 관심이 없기 때문에 잇몸건강의 중요성을 인식하지 못한다.

치주조직에는 우리가 잘 알고 있는 잇몸을 비롯해 치조골과 치근막 등이 있다. 잇몸은 치조골의 주위를 싸고 있는 막이다. 건강한 치아는 치아와 잇몸 경계선을 자세하게 관찰하면 1~2mm 정도의 구멍이 있는데 이것을 치은구라고 부른다. 치조농루는 이러한 치주조직에 생기는 질환이다.

치근막은 치조골 사이에 있는 교원섬유가 모여 있는 부분이다. 치아에 큰 힘이 가해졌을 때 직접 뼈에 전달되지 않도록 완충역할을 한다. 이러한 조직을 건강하게 유지하기 위해서는 이 닦기에 소홀하지 않아야 한다.

어떤 사람들은 이를 부지런히 잘 닦으라고 말하면 다시 묻는다. 아침 저녁으로 이를 닦아도 잇몸질환이 생기는 이유가 무엇이냐고. 물론 이를 아무리 닦아도 치석은 생길 수밖에 없고, 시간이 지나면서 잇몸질환에 노출될 수밖에 없다.

그런데 대부분의 사람들은 아침에 세수를 하면서 급하게 이를 닦고, 그것도 매우 빠른 속도로 닦는다. 회사에서도 점심을 먹은 후에 부지런히 이를 닦는다. 하지만 급하면서 강하게 그것도 잠시 닦으면 효과가 없다. 현실적으로 힘들겠지만 최소 5~10분간은 정성껏 닦아야 한다. 후딱 해치운다는 심정으로, 음식 냄새만 가시게 한다는 급한 마음으로 이를 닦으면 그만큼 효과가 반감한다.

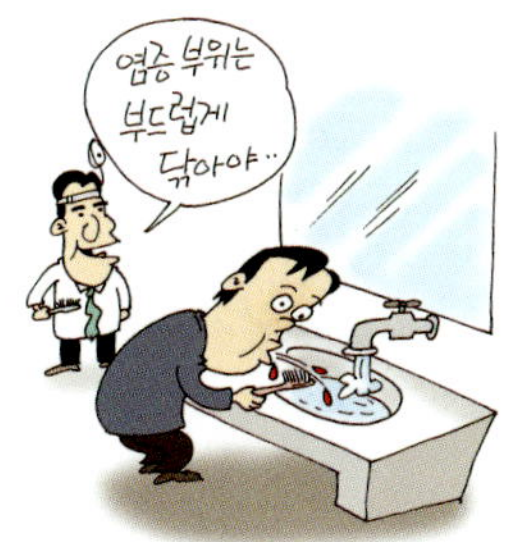

칫솔질을 할 때 피가 섞여 나오는 것은 잇몸이 튼튼하지 않다는 증거다. 잇몸이 튼튼하지 않다는 것은 우선 염증을 생각해 볼 수 있다. 잇몸염증은 성인이라면 누구나 경·중증의 증상을 갖고 있는 것으로 대수롭지 않게 생각할지 모르지만 그것은 잘못된 생각이다.

잇몸에 염증(치조농루)이 있을 때는 칫솔질 역시 게을리해서는 안 된다. 전문가에 따라서는 치조농루에 걸린 부분을 더욱 자극해서 피가 나올 정도로 칫솔질을 하면 잇몸 회복이 빠르다고 하기도 한다. 하지만 꼭 그런 것은 아니다. 이미 치조농루에 걸린 치아라면 치과를 찾아 적극적으로 치료를 받으면서 칫솔질을 게을리하지 않는 것이 좋다. 칫솔질을 지나치게 강하게 하면 염증이 있는 부분이 더 나빠질 수 있다. 염증은 잘 관리하면서, 그리고 악화를 막으면서 치료를 해야지 소독과 치료를 하지 않은 상태에서 무조건 짜낸다고 원인치료가 되는 것은 아니다.

따라서 염증부위는 지나치지 않도록 정성껏 부드럽게 닦는 것이 바람직하다. 증상이 아주 심한 경우는 더욱 세심한 주의가 필요하다. 기회가 있을 때마다 강조하는 것이지만 평소 칫솔질은 잇몸병을 예방하는 가장 적극적인 방법이다. 그리고 시간적·경제적인 비용 역시 최대한 절감할 수 있다.

칫솔질을 하는 것은 무엇보다 치석을 막기 위함인데 어지간히 해서는 잘 떨어지지 않으므로, 치과를 찾아 정기적으로 제거하는 것이 바람직하다. 치석이 제거되면 치아 뿌리부분의 시멘트질이 자연스럽게 재생되어 이를 되살아나게도 한다.

그럼 얼마나 자주 치석을 제거하는 것이 바람직할까. 이 역시 전문가들에 따라 차이가 있지만 무엇보다 스스로 치아를 닦는 습관과 밀접하게 관련이 있다. 평소 열심히 닦는 사람이라면 1년에 1번이라도 문제가 없겠지만 대충대충 닦는 습관이 있는 사람이라면 최소 2번 이상은 제거해야 한다.

60 ● 구강검진의 중요성

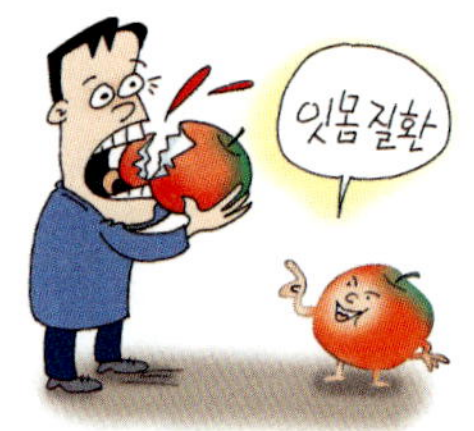

잇몸질환의 가장 큰 원인 중의 하나는 치석이다. 치석은 한마디로 말해 이에 달라붙어 죽은 세균과 음식 찌꺼기, 침 속의 칼슘 덩어리이다. 치석은 그 자체는 해가 없다고 하기도 하지만 사실 치아건강에 절대적인 영향을 미친다.

치석은 누구에게나 있고, 생길 수밖에 없다. 입 안의 세균이 죽어 석회화한 부분에 침이나 혈액 속의 칼슘이 침착해서 생긴다. 대부분의 치석은 치아와 잇몸 사이에 생긴다. 이와 잇몸 사이에 치석이 생기면 잇몸질환을 유발할 수밖에 없다.

40대 이상이라면 대부분 경·중증의 잇몸질환을 앓고 있다. 분명한 것은 스스로 잇몸질환이 있는지 없는지 체크를 해볼 수 있는데도 불구하고 대부분 하지 않고 있다는 점이다.

우선적으로 꼽을 수 있는 증상이 출혈이다. 음식을 먹을 때, 특히 과일을 깨물어 먹을 때 피가 나거나 이를 닦을 때 피가 난다면 의심해 볼 수 있다. 구취도 마찬가지다. 입에서 심한 냄새가 나면 잇몸에 문제가 있다. 이런 경우 가족들이 주의를 주는 것이 바람직하다.

잇몸 색깔과 부기도 체크 포인트. 원래 건강한 잇몸은 분홍빛을 띤다. 그러나 붉은 기운이 많아지면 진찰을 받아 보는 것이 좋다. 붉은 빛을 많이 띠는 부분을 눌러보면 고름 같은 것이 나온다.

평소와 달리 음식을 씹는 것이 힘들거나 치아가 뜨는 느낌이 자주 들어도 문제가 있다는 경고로 보면 틀림없다. 그러나 가장 중요한 것은 정기적으로 치과검진을 받는 일이다. 언제나 지적하지만 잇몸질환은 어느 정도 악화되기까지는 자각증상이 거의 없다. 통증도 없고 불편도 느끼지 못한다.

그러나 한계를 넘어서면 걷잡을 수 없을 정도로 악화된다. 치아건강에 아무리 자신이 있더라도 정기 구강검진을 권하고 싶다.

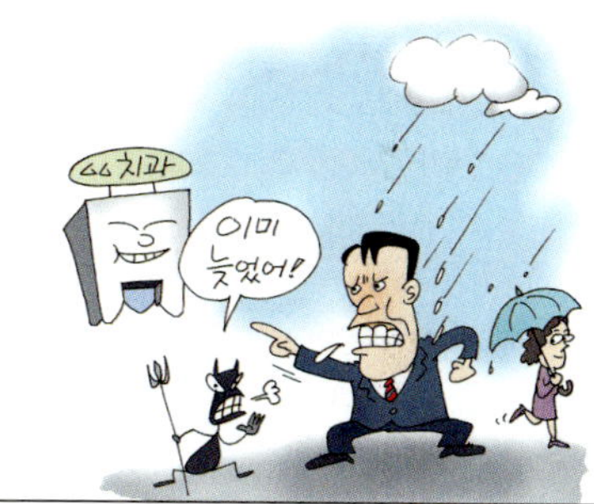

잇몸병은 마치 보슬비와 같다. 보슬비가 소리없이 살금살금 땅을 적시듯 잇몸병은 특별한 자각증상 없이 야금야금 잇몸 건강을 무너뜨린다. 따라서 아프거나 이와 잇몸이 이상함을 느끼고 치과를 찾을 때는 이미 병이 상당히 진행된 경우라고 보면 틀림없다.

잇몸병은 세균감염에 의한 질병이다. 세균 외에도 영양결핍이나 흡연, 스트레스, 당뇨병 등으로 건강이 나빠지거나 피임약, 항우울제, 고혈압 약물 같은 것이 원인이 되기도 한다. 여성의 경우 임신 중 호르몬 변화로 잇몸병을 부를 수도 있다.

만약 잇몸병이 깊어진 상태라면 스케일링만으로는 치료가 되지 않는다. 잇몸을 째서 염증 부위를 도려내어 세균이 자랄 공간을 없애야 한다. 이때 레이저를 사용하면 수술로 인한 통증을 줄일 수 있을 뿐만 아니라 회복도 빠르다. 잇몸이 부었을 때 먹는 약은 일시적으로 덜 아프게 해줄 뿐 근본적인 치료가 되는 것은 아니다. 약만 믿고 있다가 잇몸이 완전히 망가져서야 치과를 찾는 어리석음을 범하지 말아야 한다.

건강한 치아는 분홍빛을 띤다. 그러나 간혹 색소가 지나치게 많이 만들어져서 갈색이나 흑갈색으로 변하는 경우도 있다. 검은 반점이 입술이나 잇몸에 나타나기도 한다. 이 경우 대부분 병으로 진행되지는 않지만 미관상 좋지 않다.

잇몸 색이 변하는 것은 유전이나 호르몬 작용, 흡연 등이 원인이다. 남성보다 여성에게 더 많다. 과거에는 잇몸의 제 색깔을 찾아주기 위한 방법으로 잇몸을 얇게 벗겨내는 수술을 하거나 화학약품을 이용해 색소를 녹였다. 그러나 최근에는 레이저를 이용해 선택적으로 색소를 없애고 있다. 레이저 색소성형은 FDA(미식품의약국)의 공인을 받았으며 안전한 시술이다. 통증이 거의 없으며 효과도 확실해서 관련 질환으로 고민하는 환자들에게 각광을 받고 있다.

62 ● 잇몸질환과 스트레스

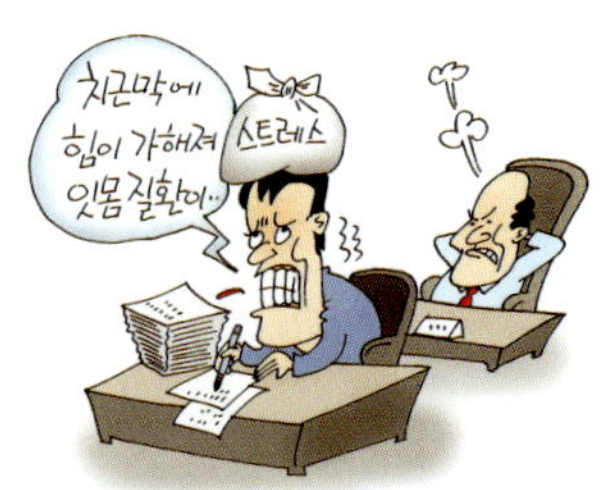

정신적인 스트레스가 육체적인 질병을 부르거나 악화시키는 요인으로 작용한다는 말에 대해서는 대부분의 사람들이 수긍을 한다. 그러나 치아건강에 문제가 있어 병원을 찾은 환자들에게 "지나친 스트레스가 증상을 악화시킬 수 있다"고 말하면 정신적 스트레스와 무슨 상관이 있느냐는 듯이 묻는다.

분명한 것은 스트레스 자체가 치아를 직접적으로 손상시키는 일도 있다는 점이다. 예를 들면 이를 악물거나 가는 습관을 들 수 있다. 스트레스를 받으면 자연스럽게 이를 악무는 사람들이 많다. 치아의 물림이 너무 세거나 습관으로 자리를 잡으면 음식을 먹을 때보다 치조골에 큰 힘이 가해진다.

그러나 이렇게 하면 궁극적으로 치근막에 힘이 너무 가해져 치아가 흔들릴 수 있다. 잇몸에 염증이 있는 중년 이후라면 염증 악화로 이어질 가능성이 높다. 얼마 전까지만 해도 잇몸질환은 30~40대 이후가 주의해야 할 질환으로 여겨왔으나 요즘은 꼭 그런 것만은 아니다.

10세 이전 아이들도 예외가 아니다. 해외 의료기관에서 조사한 통계분석 결과에 따르면 10세 전 어린이의 6%, 10~15세의 경우 20% 가까이가 치은염을 앓고 있다. 해외 통계분석이기 때문에 국내 사정과는 다를 수 있다. 그러나 국내의 경우도 이 수치보다 높으면 더 높았지 낮지는 않을 것으로 보인다.

치석이 이에 붙어 있는 아이도 많다. 이는 햄버거, 스파게티 등 부드러운 음식을 즐겨먹는 식습관 때문이다. 딱딱한 음식을 충분히 씹으면 치조농루를 예방하는 데 도움이 되는데 우리 식탁에서는 딱딱한 음식이 점차 자취를 감추고 있다.

몸에서 나는 냄새 중에서 스스로 알지 못하는 것이 바로 입에서 나는 냄새다. 아무리 얼굴이 미인이라고 하더라도 입 냄새가 심하다면 이미지는 반감될 수밖에 없다. 이처럼 구취는 자신의 이미지를 좌우하는 중요한 요소이다.

입에서 심한 냄새가 나는 요인은 몇 가지를 꼽을 수 있다. 즉, 구취는 긴장을 했을 때나 음식물을 먹었을 때 더 심하고 여성들의 경우 생리 중에 더 심할 수 있다. 그러나 이런 원인이라면 그때그때 관리를 잘 하는 것만으로 최대한 예방할 수 있다.

문제는 잇몸염증 등 구강관리를 제대로 하지 않아 생긴 냄새이다. 치조농루가 있다면 아무리 이를 닦아도 냄새는 없어지지 않는다. 치구와 염증에 의해 나오는 농이 심각한 구취를 낸다. 더구나 이런 사람들은 치아와 치아 사이에 음식물 찌꺼기가 끼어 부패하기 쉬우므로 더 심한 냄새를 풍기는 경우가 많다.

틀니를 착용하면서 제대로 관리를 하지 않을 때도 고유의 냄새를 풍긴다. 어렸을 때 충치 등으로 인해 보철물을 한 경우도 그렇다.

또 이가 아프면 대부분 충치 때문이라고 생각하는데 그것은 잘못된 생각이다. 치통은 이를 받치고 있는 잇몸에 염증이 생겨 부었을 때도 나타난다. 잇몸은 조금만 부어도 불편한데 잇몸이 붓는 원인은 세균이 내는 독소에 의해 급격한 염증이 일어났기 때문이다.

물론 입 안에 악성종양이 생겼을 때도 통증이 나타날 수 있다. 성인병 중 협심증의 발작이 일어날 때 치통이 온다는 보고도 많다. 내원하는 환자 중에는 치통이 왔는데도 치료를 미루고 있는 사람들이 많다. 그러나 일상생활에서 느낄 수 있는 정도의 치통이 온다면 원인이 무엇인지 확인하는 것이 바람직하다. 치통 정도는 잘 참기 때문에 병원에 갈 필요가 없다는 '용기' 는 그다지 칭찬할 일이 아니다.

64 ● 입 냄새(1)

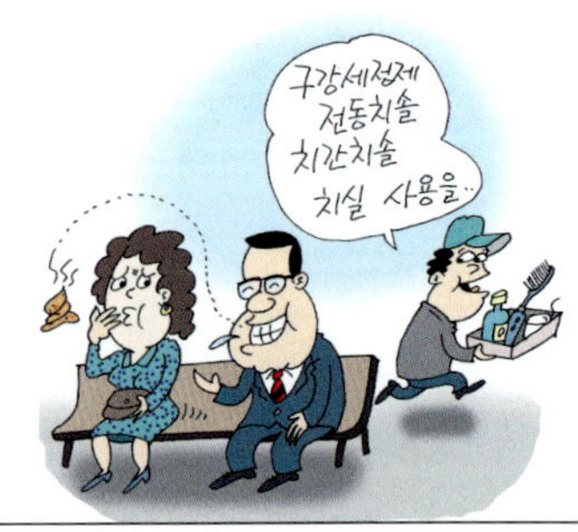

단정적으로 말할 수는 없지만 대체로 나이가 들수록 입 냄새는 더욱 심해진다. 입 냄새가 심해지는 이유는 치과질환뿐만 아니라 건강상 문제로 발생할 가능성이 높기 때문이다. 그러나 자신의 노력 여하에 따라 얼마든지 줄일 수 있다. 특히 미용에 민감한 나이인 10대 후반~30대는 자신의 노력이 더 중요하다.

입 냄새를 없애기 위한 방법으로는 △치간 칫솔사용 △구강세정기나 전동칫솔 △맹물양치 △구강세정제 △섬유질이 풍부한 야채섭취 등 여러 가지가 있다.

우선 치석이 쌓이기 쉬운 치아와 치아 사이는 시중에 나와 있는 칫솔로 만족스럽게 깨끗하게 할 수 없다. 이때는 치간 칫솔이나 치실을 이용하는 것을 고려해 볼 수 있다. 치실의 경우 경험이 없는 사람들은 곧잘 잇몸을 상하게 하기 때문에 사용하는 것을 꺼려 한다. 하지만 조금만 주의를 기울이면 문제가 없다.

치태를 제거하고 잇몸 마사지 효과가 있다고 알려진 구강세정기도 생각해 볼 만하다. 구강세정기는 조그만 구멍으로 강력한 파워를 가진 물이 분사되는 기계다. 다만 치태만 제거할 목적이라면 효과가 떨어진다. 칫솔질을 먼저 한 후 보조 수단으로 사용하는 것이 바람직하다. 사용자에 따라 만족도에 차이가 있는데 치간 칫솔이나 칫솔이 미치지 않는 치아와 의치의 틈새를 씻어주는 데는 그만이다.

최근 들어서는 전동-초음파칫솔에 대한 관심도 높다. 일반인들의 경우 칫솔질을 하면 부위에 따라 가해지는 힘이 달라 치아표면에 손상을 준다. 하지만 전동칫솔은 치아에 가해지는 힘이 균등하다는 점에서 매력적이다. 팔이나 다리 신체장애자나 특히 손 건강에 이상이 있는 사람, 손을 정확하게 쓸 수 없는 고령자나 환자에게는 더 필요하다. 그러나 입 냄새를 없애는 데 가장 중요한 것은 스스로 얼마나 관심을 갖고 노력하느냐는 점이다. 아무리 좋은 칫솔과 약물이 나오더라도 적극적으로 관심을 기울이지 않는다면 만족할 만한 효과는 떨어진다.

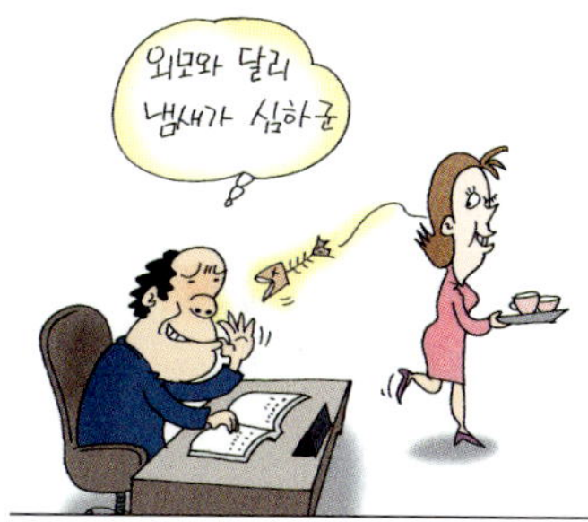

점심시간 이후 회사 세면장에서 이를 닦는 사람들을 쉽게 볼 수 있다. 이러한 현상은 여성이나 남성 할 것 없이 일반적이다. 30~40여 년 전이었다면 "지나치게 깔끔을 떤다"고 핀잔을 주는 분위기겠지만 이제는 점심시간에 이 닦는 것을 곱잖은 시각으로 보는 사람들은 거의 없다.

외모상으로는 깨끗한 사람이 직장상사와 만나 얘기를 할 때 입 냄새를 풍기거나, 하얀 얼굴에다 해맑은 미소까지 띤 여성의 입에서 역겨운 냄새가 난다면 이미지를 반감시키는 요인이 아닐 수 없다. 게다가 이미지도 이미지지만 평소 생활태도가 불결하거나 또 다른 질환을 앓고 있지는 않은지 의심을 받을 수도 있다.

잇몸염증 등 치주질환이 있을 때는 냄새가 더 심해진다. 다른 질병을 앓고 있지 않은 한 입 냄새의 주원인은 치태이므로 칫솔질을 습관화하는 수밖에 없다.

치과 전문의들 사이에는 예로부터 3-3-3이라는 말이 있다. 아침, 점심, 저녁 식후 3분 이내에 최소한 3분간 이를 닦으라는 말이다. 식사 후 3분을 명시하고 있는 것은 시간이 어느 정도 지나면 치태가 쉽게 떨어지지 않기 때문이다. 물로 입 안을 자주 헹궈주는 것도 좋다. 그런 점에서 장시간 해외여행을 할 경우 비행기 안에서 1~2시간 간격으로 물을 한 모금 마셔 입을 헹궈주는 습관은 본인뿐만 아니라 옆자리에 앉은 승객에게 좋은 이미지를 남기는 방법 중의 하나이다.

입 냄새의 주원인인 치주염과 충치의 원인은 세균 덩어리인 플라그이다. 어린이들에게 단 것을 많이 먹지 않도록 주의를 주는 것은 플라그가 주로 설탕에서 만들어지기 때문이다. 설탕을 먹지 않으면 치주염과 충치를 상당부분 예방할 수 있다.

과거 농촌의 어린이들이 하루 3번 이를 닦지 않고 구강건강에 신경을 쓰지 않았는데도 충치가 적었던 것은 단 음식을 많이 먹지 않았던 환경적인 요인이 크게 작용한 것이다.

66 ● 입 냄새(3)

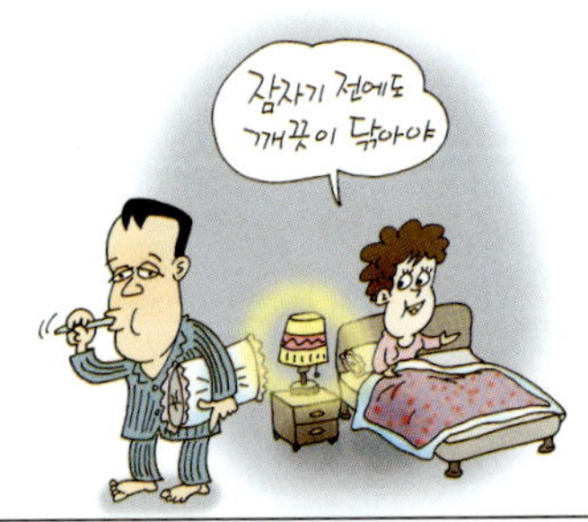

설탕성분이 많이 들어 있는 음식을 먹으면 충치가 생길 가능성이 높다. 요즘 어린이들의 상당수가 충치를 앓고 있는 이유는 단 음식을 많이 먹기 때문이다. 현실적으로 당분을 섭취하지 않는 것은 어린이나 어른을 막론하고 어렵다. 하지만 음식을 먹은 후 물로 헹궈주기만 해도 상당한 효과가 있다. 설탕은 수용성이므로 맹물로 헹구기만 해도 플라그의 원인물질을 녹여 없앨 수 있다.

잠을 잘 때도 마찬가지다. 몸이 불편하거나 지나치게 피곤해 칫솔질을 하기 어렵다면 물로 한 번 헹구고 자도 효과적이다. 다만 염두에 둬야 할 것은 음식을 먹은 후 3~5분 내에 물로 헹궈줘야 한다는 점이다. 정확한 시간을 말할 수는 없지만 일정시간 이상이 지나면 치아에 붙은 음식물 찌꺼기가 잘 떨어지지 않는다.

음식을 먹은 후 이를 닦는 것이 중요한 만큼 잠들기 전 이를 닦는 것도 중요하다. 입 안에는 많은 세균이 있다. 음식을 먹을 때나 이를 닦은 후에는 세균 수가 일시적으로 감소하지만 시간이 지나면 급격하게 증가한다. 특히 타액 분비가 적어지고 끈적끈적해진 상태는 세균이 증식하는 데 최고의 환경이다. 그러므로 평소 입 냄새 때문에 신경을 많이 쓰는 사람이라면 식사 후 칫솔질에만 신경을 쓸 것이 아니라 잠들기 전에 이를 닦는 것도 잊지 말아야 한다.

경우에 따라 간식을 먹는 것도 냄새를 제거하는 데 도움을 준다. 간식 시간은 대체로 식사 후 3시간 정도 지난 시점이 좋은데 이때는 입 안의 세균이 증가된 상태이다. 따라서 이때 간식을 먹으면 세균이 씻겨 내려가므로 일시적으로 입 안을 개운하게 할 수 있다. 그러나 간식을 먹는 것으로 끝나서는 안 된다. 먹은 후에는 치태가 끼지 않도록 즉시 이를 닦아야 한다. 평소 사람을 만나기 전에 물로 입가심을 하는 것도 좋다. 사업상 혹은 사랑하는 연인과 만난다면 더욱 그렇다. 물론 물보다는 시중에 판매되고 있는 구강세정제가 더 도움을 준다.

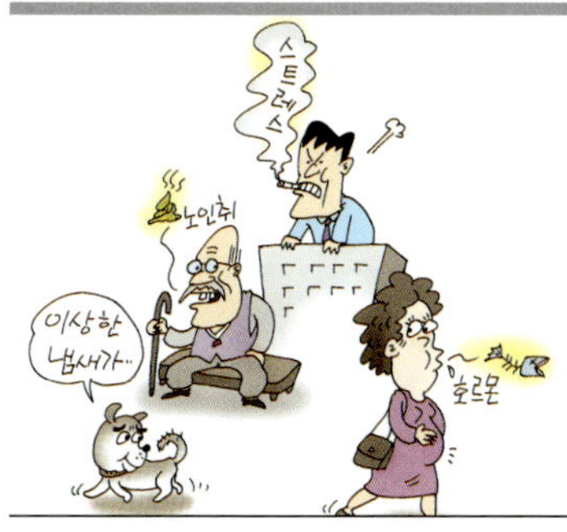

입 냄새의 원인은 여러 이유가 있으나 정신적으로 지나치게 긴장을 해도 심해진다. 현대인의 생활은 스트레스의 연속이다. 오랫동안 정신적으로 피로하면 자율신경계의 조절기능이 약화되고 염증에 대한 방어기전이 약해진다. 이렇게 되면 구강내부의 건강상태도 최악의 상황이 될 가능성이 높다.

나이가 많은 사람들의 경우 타액분비가 정상적이지 않거나 약화되어 구강 내 세균의 불균형을 가져와 잇몸질환까지 부르는 경우가 많다. 입이 바짝바짝 마르고 단내가 난다면 다른 사람들에게 입 냄새를 심하게 풍길 수 있다.

여성의 경우 호르몬 영향을 크게 받는다. 생리나 임신 중에 입 냄새가 심하게 나는 사례가 바로 그것이다. 모든 여성이 다 그런 것은 아니지만 본인 스스로 심하게 느끼는 경우도 많다. 이럴 경우에는 가까운 치과를 찾아 원인에 대한 정확한 파악을 하는 것이 바람직하다. 나이가 들면 '노인취' 라고 하여 입 안의 유산균이 줄어들어 젊은 사람과는 또 다른 냄새를 풍기기도 한다.

생리적인 입 냄새는 그다지 걱정할 것이 못 된다. 신경이 쓰인다면 수시로 물을 마시거나 퇴근을 하기 전에 이를 닦는 것으로 대처하면 된다. 그러나 입 냄새의 주범은 무엇보다 충치, 잇몸에 생긴 염증이 가장 큰 영향을 미친다. 음식을 먹은 후에는 치태가 끼는데 이것이 부패해 발효하면 충치를 부르거나 잇몸염증을 일으킨다. 충치와 음식물은 증상을 악화시키는 상관관계를 갖고 있다.

충치가 1~2개만 있어도 음식물이 끼기 쉽고 그 음식물이 발효되어 썩어서 역겨운 냄새를 풍긴다. 그런데 더 문제는 신경까지 썩어 있는 경우다. 신경에 문제가 있을 정도라면 치주염 등으로 냄새는 심각한 수준이라고 볼 수 있다. 치실을 치아 사이에 넣고 이물질을 제거한 후 냄새를 맡아서 역하다면 치아 주위에 염증이 생겼다는 의미이다. 치주염은 40대 이상에 많으나 요즘은 20대도 예외가 아니다.

68 ● 입 냄새(5)

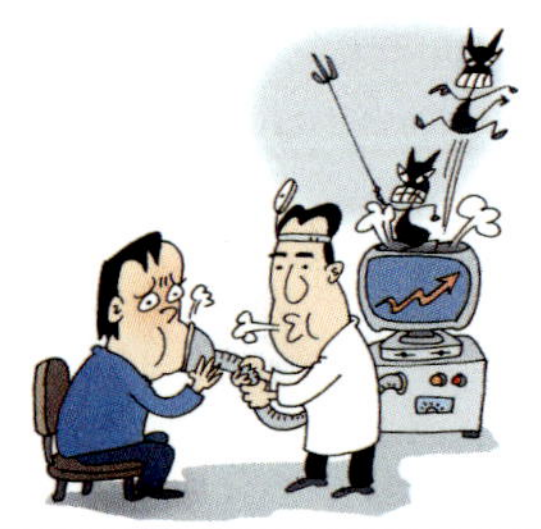

입 냄새를 측정할 수 있는 방법은 여러 가지가 있다. 가장 간단하고 확실한 방법은 치과를 찾아 첨단 기기로 자신의 입 냄새가 어느 정도인지 측정해 보는 것이다. 숫자로 바로 나타나 알 수 있다. 그렇지 못한 상황이라면 아침에 일어난 후 깨끗한 종이컵에 숨을 내쉬어 컵 안의 냄새를 맡아본다. 보통 아침에 일어난 직후 냄새가 심하므로 바로 테스트 하는 것이 좋다. 특정한 질환이 있다면 고유 입 냄새뿐만 아니라 또 다른 냄새가 풍길 가능성이 높다. 특히 식사 후 양치질을 해도 역한 냄새가 난다면 다른 질병유무를 확인하는 것이 바람직하다.

시중 약국에서 구할 수 있는 과산화수소로 테스트를 하는 방법도 있다. 이때는 물로 몇 배를 희석하는가가 중요한데 보통 두 배 정도 희석한 다음 가볍게 양치질을 한다. 그리고 입 안의 물을 뱉었을 때 거품이 많다면 입 냄새의 원인 물질 즉, 음식 찌꺼기가 많다는 의미다. 그러나 거품이 조금만 있다면 신경쓰지 않아도 된다.

혀를 보고 알 수도 있다. 혀 표면을 관찰해 설태가 어느 정도 끼어 있는지 확인하는 것이다. 아침에 일어나 혀를 화장지나 타월로 닦아내 냄새를 맡아 본다. 설태 색깔은 백색, 황색 등이 있다. 그러나 색으로는 어느 정도인지 알 수 없으므로 냄새를 맡아 역한 냄새가 난다면 상대에게 악취를 풍길 소지가 높다.

평소 가정에서 치실을 이용하는 사람이라면 치아와 치아 사이에 치실을 넣고 이물질 냄새로 확인할 수 있다. 치태가 치아와 치아 사이에 끼게 되면 잇몸에 염증이 생겨 입 냄새를 풍기므로 덴탈 플로스라는 치간치실을 이용해 냄새를 맡아 지독하다면 치료를 받는 것이 바람직하다.

물론 입 냄새를 상대방에게 직접 맡아 보게 하는 방법이 가장 확실하다. 적당한 거리에서 얘기를 하면서 맡아 보게 하는 것이다. 식사 후, 공복시, 저녁, 기상 직후 등 여러 번 테스트를 해본다. 심한 냄새가 난다면 치료를 받는 것이 좋다.

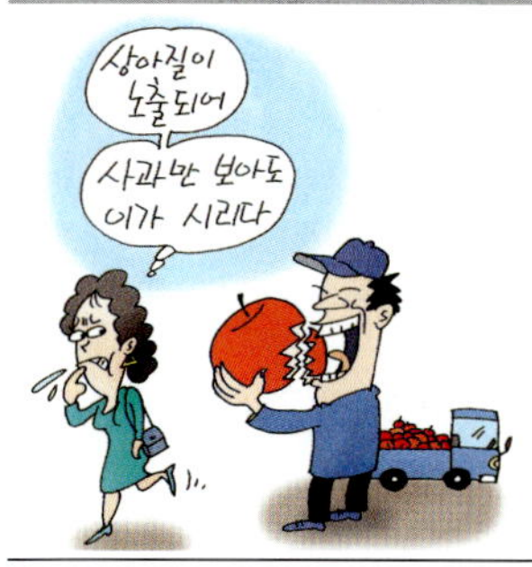

사과를 한 입 크게 베어먹는 모습을 보면 싱그럽기까지 하다. 어쩌면 그러한 모습은 건강의 상징처럼 느껴진다. 그러나 치과전문의의 입장에서 보면 건강의 상징뿐만 아니라 '치아 하나는 참 건강하구나' 하는 생각이 든다. 특히 나이가 40세가 넘었는데도 불구하고 시린 치아 하나 없이 사과를 성큼 베어먹을 수 있다면 더욱 그렇다. 나이가 들면서 나타나는 이상증상은 한두 가지가 아니다. 이가 시린 것도 그 중 하나일 것이다.

언제부터인가 찬물로 이를 닦으면 이가 시리거나 이를 닦으면 시린 것을 느끼는 사람들이 많다. 이것은 치아가 그만큼 약해졌기 때문이다.

인체조직 중에서 가장 단단하다고 할 수 있는 치아가 어떻게 약해진다는 말인가. 치아는 몸통 격인 치관과 턱뼈 속에 박혀 있는 치근(치아의 뿌리)으로 구성돼 있다. 치관은 바깥쪽을 둘러싸고 있는 법랑질(에나멜질)과 그 안쪽 치아 대부분을 차지하는 상아질로 크게 구분할 수 있다. 이 두 가지가 치아를 형성하고 있는 요체라고 할 수 있다. 치관 내부를 살펴보면 구조가 그다지 간단하지 않다. 치관 내부는 여러 가지 세포, 혈관, 신경 섬유들로 구성되어 있다. 법랑질은 치관에만 있으며 치근 바깥쪽은 석회질 층인 백악질이 얇게 덮여 있다.

그런데 치아는 세월이 흐르고 나이를 먹으면서 뿌리가 잇몸 밖으로 드러난다. 물론 나이를 먹는다고 다 그런 것은 아니다. 관리를 제대로 한 사람이라면 나이 80이 되어도 건강하다. 뿌리가 노출되면 자연스럽게 충치가 많이 발생하며, 이 닦는 것을 소홀하거나 이를 잘못 닦으면 법랑질이나 백악질이 닳아 없어지면서 상아질이 외부로 노출된다. 상아질이 외부로 노출되면 그 때부터 본격적인 문제가 생기기 시작한다. 찬물이 닿으면 시리거나 단 음료를 마시면 시리다. 심하면 지나치게 찬 공기가 입 안으로 들어와도 이가 시려 생활에 불편을 준다.

70 ● 시린증상과 지각과민 치아

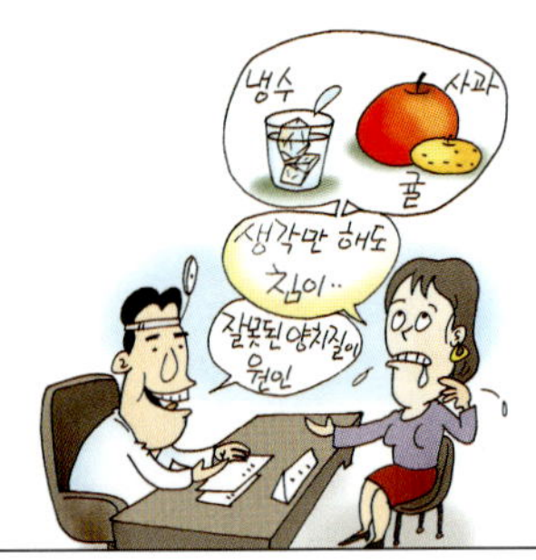

나이가 들면 음식을 먹는 습관도 달라진다. 찬물이나 과일이 대표적이다. 어린 시절에는 사과나 복숭아는 앞니로 베어먹어도 아무런 문제가 없다. 하지만 나이 30이 넘고 40을 넘기면 일부를 제외하고는 감히 치아로 그냥 베어먹는 것은 엄두를 못 낸다.

아니 엄두를 못 낼 정도가 아니라 생각만 해도 입에 침이 고인다. 냉수를 마시거나 신 과일을 먹을 때 치아가 시린 것은 사람에 따라서도 큰 차이가 있다. 그러나 다행인 점은 시린 이가 병적인 것은 아니라는 것이다. 증상이 아니라 느낌이기 때문에 특별한 치료가 필요한 것은 아니라는 말이다.

그러나 적극적인 치료를 받아야 하는 경우도 있다. 예를 들면 약간만 신 과일을 먹어도 지나치게 시린 느낌을 받거나 생활하기 불편할 정도라면 치료를 받아야 한다. 다 그런 것은 아니지만 상당수 환자들은 시린 증상이 나중에 통증으로 변하기도 한다.

이러한 증상을 나타내는 치아를 지각과민 치아라고 하는데, 느낌을 어느 정도 받느냐에 따라 치료가 필요할 수도 있고 그렇지 않을 수도 있다. 치아는 3개의 조직으로 이루어져 있다. 치아의 제일 바깥쪽은 법랑질로, 치조골 내에 위치하는 치아 뿌리 부분의 바깥쪽은 백악질로 덮여 있다. 상아질은 그들 안쪽에 있다.

백악질은 법랑질보다 아주 약해 칫솔질을 지나치게 과도하게 하면 마모가 된다. 상아질에는 상아세관이라는 미세한 관이 상아질 전체에 걸쳐 분포하고 있다. 대부분의 지각과민 원인은 상아세관과 내용물이다. 이상증상이 나타나는 것은 상아세관의 입구가 노출될 때이다. 가장 흔한 원인은 잘못된 칫솔질에 있다. 좌우로 닦는 칫솔질이 특히 그렇다. 또한 치주염으로 인해 상아세관이 노출될 때도 있다.

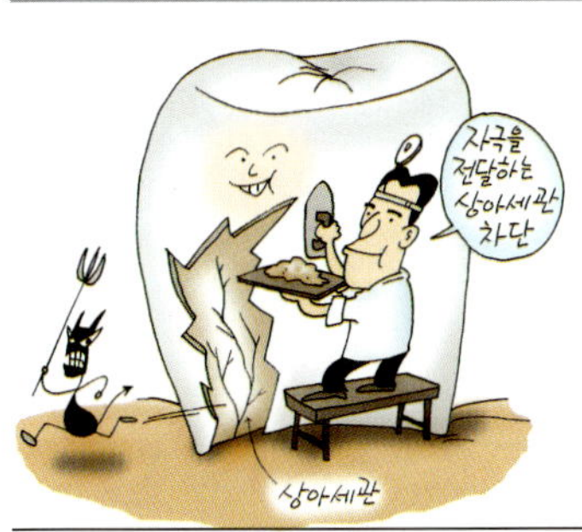

이가 시린 느낌을 받는 또 다른 원인으로 잘못된 칫솔질을 들 수 있다. 치아는 상하좌우로 골고루 잘 닦여야 한다. 이렇게 해야 비정상적인 마모를 막을 수 있다. 그런데 대부분의 사람들은 칫솔질을 할 때 좌우로 닦는 법에 익숙하다는 데 문제가 있다. 오랫동안 치아를 좌우로 닦으면 법랑질은 물론 백악질의 파괴를 불러 상아세관이 노출된다.

법랑질은 치관(齒冠 : 잇몸에서 나와 있는 부분)의 표면을 덮고 상아질을 보호하고 있는 유백색 반투명 조직이며, 백악질은 치근의 표면을 싸고 있는 반투명 또는 백색의 비교적 얇은 층을 말한다.

백악질(白堊質)은 치아 뿌리를 덮고 있다. 치주인대 한쪽 끝이 여기에 박혀 있고 다른 쪽 끝은 치조골 쪽에 박혀 있다. 치아를 턱뼈에 고정시키는 구실을 하는 것 중의 하나인 치근막의 섬유가 뻗어나와 시멘트질 안에까지 들어가 있다.

상아질에는 상아세관이라는 미세한 관이 상아질 전체에 분포한다. 상아세관 내에는 치수내 세포(조사앙 세포)의 돌기가 치수에서부터 법랑질 쪽으로 뻗어 있으며 상아세관과 세포돌기 사이 공간은 상아질액이라는 체액으로 채워져 있다.

그런데 문제는 어떤 이유에서 법랑질이나 백악질에 이상이 생기면 상아세관 입구가 노출되어 상아세관 내의 세포돌기 신경 상아질액에 의해 치수 쪽으로 자극이 전달된다는 것이다. 찬 음료수나 신 과일 등의 자극이 상아세관을 통해 치수까지 전달되면 치수는 느낌을 신 것으로 인식하고 더 심하면 통증으로 느낀다.

따라서 지각과민 치아를 치료하는 데 중요한 것은 노출되어 있는 상아세관 입구를 적절하게 막아 치수에 자극을 전달하는 것을 막는 일이다. 이것을 차단하는 방법은 여러 가지가 있는데 법랑질이 어느 정도 파괴되었는지, 백악질의 손상 정도는 어느 정도인지, 증상을 얼마나 심각하게 느끼는지에 따라 차이가 있다.

72 ● 시린 치아의 치료

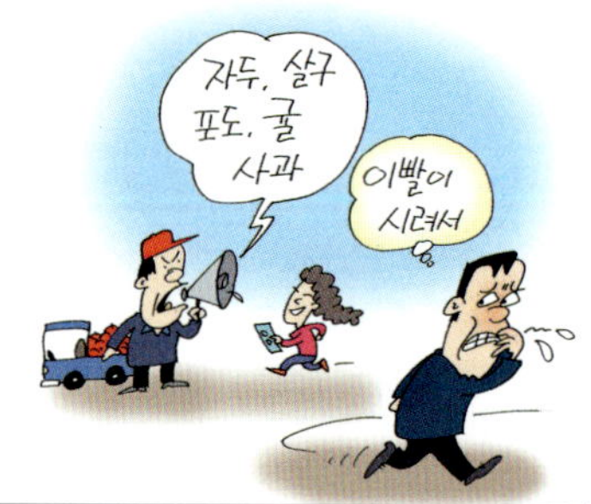

신 과일을 많이 먹으면 미인이 된다는 말이 있다. 이는 신 맛이 나는 과일 자체가 효과적이라는 것이 아니라 신 맛이 나는 과일은 비타민 C와 팩틴을 많이 함유하고 있어 저항력을 높이고 피부미용을 돕기 때문이다.

그러나 자두나 살구, 포도 등 신 과일은 이름만 대도 이가 시리다는 사람도 있다. 치아가 시린 것은 충치나 풍치, 또는 잘못된 칫솔질 때문에 이가 지나치게 닳거나 잇몸 쪽이 패이면서 신경이 드러난 것이 가장 큰 원인이다.

드러난 신경을 보호해 주면 치아의 시림은 없어지는데 과거에는 주로 금이나 아말감으로 막아 치료를 했으나 몇 년 전부터 상당수 치과에서 레이저 치료법을 도입하고 있다. 치아의 시린 곳에 약 1분간 레이저를 쐬어주면 상아질의 미세조직이 스스로 치유되어 밖으로 노출된 신경을 막아 보호해 준다. 통증이 없으므로 마취할 필요가 없고 안전하다. 치료 후 효과가 빠른데다 색깔도 그대로 유지할 수 있다. 물론 부작용이 없고 치료비 부담도 상대적으로 적다.

시린 이는 날씨가 추우면 추운 대로, 더우면 더운 대로 고통을 준다. 그런 점에서 레이저 치료는 시린 이로 고생하는 사람들에게 해방감을 주는 방법이라고 할 수 있다.

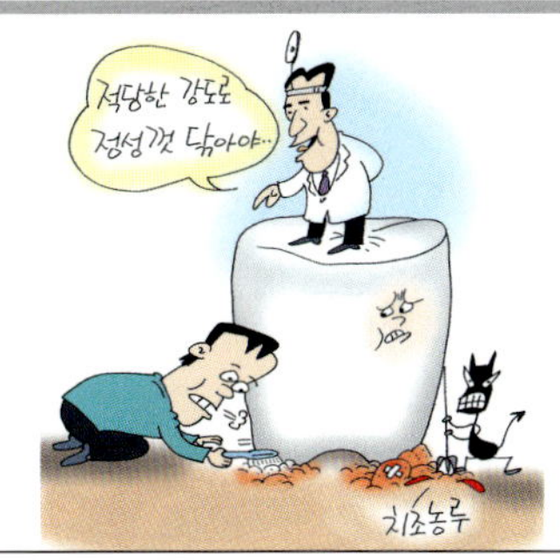

치조농루(齒槽膿漏)는

치아를 턱뼈에 보호, 유지시키는 치주 조직의 만성 진행성 질환으로 방치하면 치아가 흔들리다가 결국 빠져 버린다. 이집트 시대부터 있었다는 질환으로 충치와 더불어 흔하게 나타나며, 만성 변연성 치주염 또는 치주증이라고도 한다.

잇몸(치은)의 가장자리가 암적색이 되어 출혈하기 쉽고, 그것이 부어올라 잇몸이 치근으로부터 유리되어 병적 치주낭이 형성된다. 잇몸을 누르면 치아 주위에서 농이 나와 냄새가 지독하게 난다. 대부분은 차차 잇몸이 물러나면서 치근이 노출되고 치아가 늘어난 것 같이 되어 치아가 흔들리기 시작한다. 앞니는 바깥쪽으로 기울어 치열이 나빠져 자연히 치아가 빠진다.

특별히 약을 먹는다고 치료가 되는 병은 아니다. 스스로 매일 이를 닦는 노력이 필요한 질병이다. 이를 어떻게 닦느냐는 것은 치조농루를 예방 · 치료하는 데 결정적인 영향을 미친다. 식사 후 한 번 정도 거쳐야 하는 과정이라고 생각하고 슬쩍 닦는 것은 의미가 없다. 늘 강조하는 바와 같이 지나치지 않을 정도의 강도로 정성껏 닦아야 한다. 한쪽 방향으로만 닦는 것도 바람직하지 않다. 특히 잇몸에 염증이 있어 벌겋게 부어 오른 사람이라면 칫솔 털끝을 세게 문지르지 말아야 한다.

치조농루는 청년기 이후라면 60~80%가 증상이 있다. 원인은 일반적으로 치석이나 자극에 의한 것, 세균감염 또는 교합의 이상 등 국소적인 것과 신진대사 장애, 즉 당뇨병이나 내분비 기능의 이상, 소모성 질환 등도 있다. 전신적 원인에 대해서는 불분명한 점이 많지만 이러한 질환이 있는 경우에는 중증으로 악화하기 쉽다.

74 ● 치구는 몸의 때와 다르다

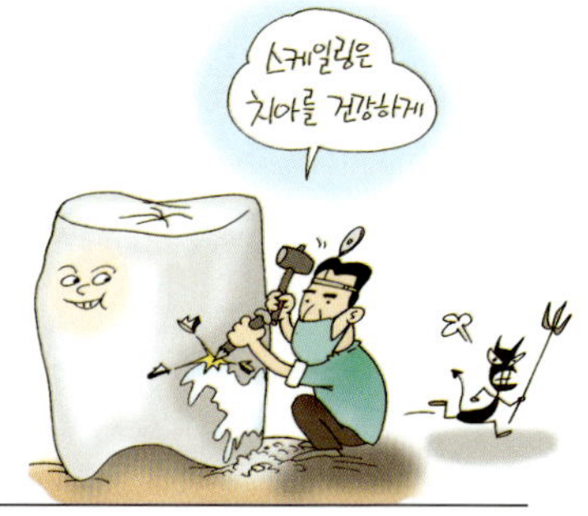

치조농루를 예방하기 위해서는 세균 덩어리인 치구(齒垢)의 생성 자체를 막아야 한다. 치조농루 원인은 치아의 때라고 할 수 있는 치구다. 치구는 몸에 생긴 때와는 달리 방치하면 이나 뼈에 위협적인 존재로 작용한다.

그러나 확실하게 근원을 제거하기 위해서는 치석을 제거해야 한다. 치석을 없애지 않으면 재발은 시간 문제다. 치석과 치구가 상관성을 갖는 것은 치구는 바로 치석에 붙어버리기 때문이다. 어떤 사람들은 치석을 제거하면 오히려 치아가 약해진다고 생각하는데 이는 잘못 알고 있는 것이다.

치석을 제거하는 스케일링은 잇몸질환을 막고 치아를 건강하게 유지하기 위해 꼭 필요하다. 뿌리 부분에 생긴 치석을 제거하면 시멘트질을 재생시켜 치아건강을 되살리기도 한다. 잇몸염증을 자주 앓는다면 정기적인 스케일링을 권하고 싶다. 스케일링은 잇몸염증을 가라앉히고 치료한다.

경우에 따라 1~2년에 한 번 정도면 적당하다고 하는 사람도 있고, 1년에 2번 정도는 해주는 것이 좋다고 말하는 사람도 있다. 그러나 개인에 따라 차이가 있기 때문에 연간 1회나 2회라고 정형화하는 것은 곤란하다. 경우에 따라 연간 2회 이상도 필요할 수 있다.

적당한 치료기간이 지나 수술이 필요한 경우도 있다. 치조농루는 입 안에 살고 있는 균에 의해 일어나는 병이다. 따라서 잇몸 사이에 치구가 쌓이지 않도록 하는 것이 수술의 출발점이다. 그러나 수술은 치료기간을 단축하는 보조수단에 지나지 않는다. 무엇보다 중요한 것은 평소 칫솔질을 정확하고 올바르게 하는 것이다.

수술적 치료도 말기라면 힘들다. 이때는 치아를 제거해야 하는 경우가 많다. 치아가 지나치게 많이 흔들린다면 수술효과는 반감할 수밖에 없고 수술을 적용하지 못한다.

입 안에 생기는 암 ● **75**

암이라고 하면 위나 간 등에만 생긴다고 생각하는 사람들이 많지만 암은 입 안에도 생길 수 있다. 일반적으로 암 발생에는 유전자의 이상이나 면역학적 요인도 어느 정도 역할을 하는 것으로 알려져 있다. 그러나 의학자들은 이러한 요인보다는 흡연이나 음주, 잘못된 식습관과 화학 물질이나 방사선, 바이러스 등에 노출되는 것을 원인으로 꼽는다.

흡연은 가장 중요한 발암 요인으로 특히 폐암 발생의 첫 번째 위험 요인으로 알려져 있다. 통계에 따르면 흡연자는 비흡연자보다 폐암발생 가능성이 10배 이상 높다. 흡연은 구강암, 후두암, 식도암, 신장암, 방광암, 췌장암 등의 발생과도 매우 높은 연관성이 있다.

대체로 나이가 30세 이상이 되면 암 발생 연령기에 접어든다. 그런데 조금 전에도 지적했듯이 암이라는 것은 위암이나 폐암, 자궁암 등만 있는 것이 아니라 입 안에도 생긴다. 혀나 잇몸에도 생겨 목숨을 잃게 하는 무서운 병이다.

그러나 초기에는 이상반응이 암인지 아닌지 구분하기가 쉽지 않다. 암을 판단하기 위해서는 우선 혀와 잇몸, 그리고 점막에 치료가 잘 안 되는 궤양은 없는지 확인해야 한다. 암이 나타나기 전에 전조증상으로 흰 반점 등 이상반응을 보이는 경우도 있으므로 구강환경에 대해 세세하게 살펴보는 것이 바람직하다.

이러한 과정에서 흰 반점은 보이지 않지만 입 안에 생긴 궤양이 1~2개월이 지나도록 잘 낫지 않는다면 한번쯤 전문의의 검진을 받아 보는 것이 좋다. 그러나 입 안에 궤양이 있다고 암이라고 단정할 수는 없다.

입 안 궤양의 대부분은 구내염이기 때문이다. 그리고 일부는 베체트병일 수도 있다. 그러나 구내염이나 베체트병도 관리를 잘 해야 한다. 모든 질병이 그렇듯 조기검진과 치료를 받아 악화를 막는 것이 바람직하다.

76 ● 제대로 관리하는 치아

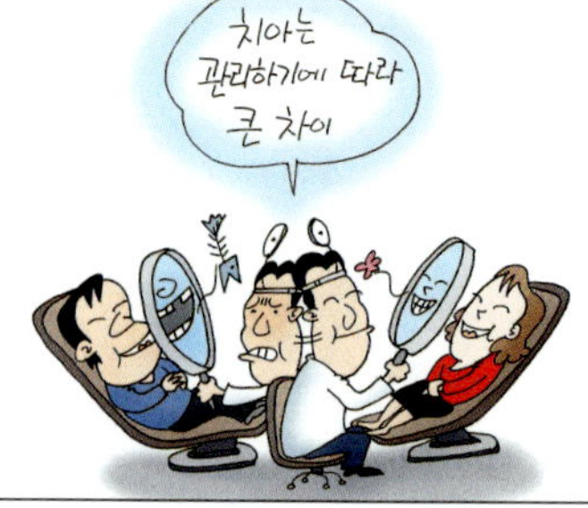

환자들을 대하다 보면 어떤 사람들은 기가 막힐 정도로 치아관리를 참 잘 하고 있다는 생각이 든다. 치아도 고르고 앞이나 안쪽이나 깨끗하다. 반면 오랫동안 흡연을 즐긴 사람이나 관리를 제대로 하지 않은 환자들은 어쩌면 이토록 무심하게 방치를 했을까 하는 생각마저 들 정도로 걱정스러운 경우가 있다.

다른 건강도 마찬가지지만 치아는 자신이 어떻게 관리하느냐에 따라 큰 차이가 난다. 문제는 특별한 경우를 제외하고 한평생 단 하나의 치아라도 손실하지 않고 생을 마감하기가 대단히 어렵다는 것이다. 상당수가 어린 시절부터 충치로 인해 일부 어금니의 기능을 잃고, 성장 후에는 더 많은 치아를 잃는다.

성장 후 치아건강을 잃는 이유는 충치뿐만 아니라 잇몸에 생긴 치조농루 때문이다. 치아에 낀 치석은 치아에만 악영향을 미치는 것이 아니라 건강한 잇몸을 해치는 요인으로 작용한다. 칫솔질을 할 때 피가 난다면 잇몸에 문제가 있다는 증거라고 할 수 있다. 이를 닦으면 의례 나온다고 생각하면 안 된다.

어떤 이유로 치아가 빠졌을 경우에는 음식을 씹는 데도 좋지 않고, 시각적으로도 좋지 않다. 또 치아 맞물림 이상을 불러 식생활에 나쁜 영향을 미친다. 장기간 방치했을 경우에는 다른 치아의 맞물림에도 악영향을 줘 꽉차 있던 치아구조가 엉성하게 변한다.

이를 치료하기 위해서는 보통 봉을 넣는데 이것에 대한 적절한 이해가 필요하다. 봉이라고 하는 것은 아말감과 금속, 컴포지트 레진 등인데 한때는 아말감을 많이 이용했다. 입을 벌려 안쪽 치아를 보면 검은 것이 메어져 있는 경우가 있는데 그것이 바로 아말감이다.

다만 콤포지트 레진은 플라스틱이기 때문에 어금니 부분에는 사용할 수 없거나 사용하더라도 신중을 기해야 한다.

다양한 치과치료법

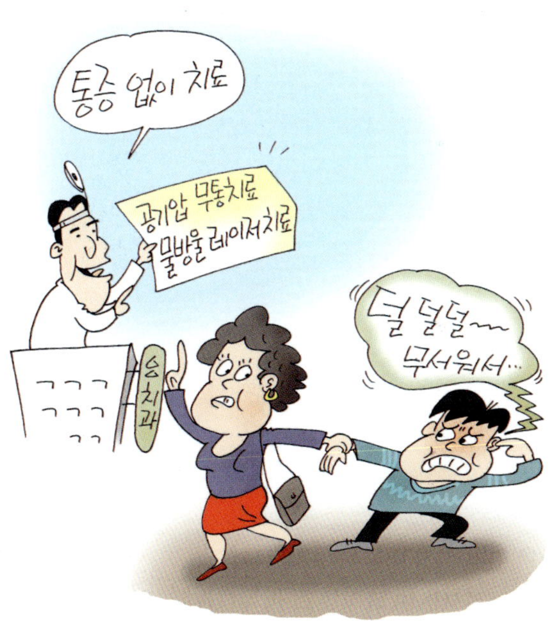

최근 치과치료 부문에서는 다양한 첨단 기기들이 개발돼 환자치료에 도움을
주고 있다. 그 중 대표적인 것이 충치 여부를 레이저로 진단하는 장비이다.

이 진단기가 나오기 전까지 충치를 찾아내기 위해 이용되던 방법은 의사의 눈
과 엑스레이뿐이었다. 따라서 정확한 진단이 어려웠고 어금니의 미세한 홈 속의
숨은 충치를 판별하는 것은 불가능에 가까웠다. 그러나 이제는 레이저를 투시하
면 치아 속의 충치가 어느 정도나 악화되었는지 정확하게 파악할 수 있어 조기치
료가 가능해졌다.

공기압 무통치료법도 빼놓을 수 없다. 공기압 무통치료란 드릴 대신 공기압력
을 이용해 미세한 알루미나 가루를 분사함으로써 충치 부위만을 정밀하게 갈아
내는 방법이다. 드릴로 충치를 깎아낼 경우에는 아무리 작은 충치라도 드릴 크기
만큼은 잘라내야 하는 단점이 있었다. 그러나 공기압 무통치료기를 사용하면 충
치 부위만을 정확히 선별적으로 잘라낼 수 있다.

충치를 잘라낸 자리에는 불소 레진을 메워 넣는데 불소 레진은 새로운 플라스
틱 재질로 생체 친화력이 뛰어나고 충치 재발을 막아주는 데 효과적이다. 치아 색
깔과도 흡사해 환자 만족감은 한층 크다. 치료 후에도 이가 시리거나 통증이 오는
부작용을 막을 수 있어 구미 선진국에서도 이미 오래 전부터 이용되어 왔다.

일명 충치제거 레이저로도 불리는 물방울 레이저도 관심을 끈다. 물방울 레이
저는 주변 정상조직의 손상 없이 충치 부위만을 선별해서 정확하고 미세하게 충
치를 갈아낸다. 시술이 간편하고 마취를 하지 않아도 통증을 느낄 수 없어 빠르고
간단하게 충치를 치료할 수 있다. 특히 시린 치아를 치료하는 데 효과적이다. 때
가 찌든 누런 치아를 희게 해주는 레이저 미백 역시 과거에는 생각지도 못한 치료
법으로 자리를 잡아가고 있다.

78 ● 치아 실란트

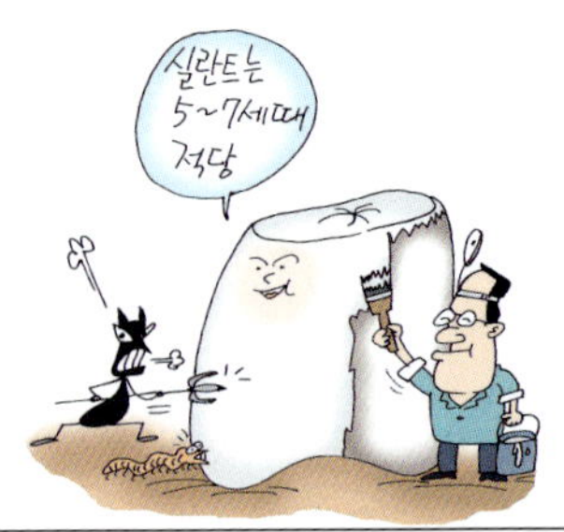

충치를 예방하기 위해서는 치아를 열심히 닦으면서 보호하는 것이 가장 중요하지만, 치아 실란트(sealant)라는 것도 있다. 실란트는 아이들의 치아를 충치로부터 보호해 준다. 실란트는 안전하고 통증이 없으며 경제적인 방법으로 아이들의 어금니를 충치로부터 지켜 준다. 이미 대부분의 치과에서는 오래전부터 이러한 방법으로 충치를 예방, 치료하고 있다. 실란트는 매우 얇은 플라스틱을 교합면 위에 접착시킨 것이이라고 생각하면 된다. 이렇게 할 경우 음식물이나 병균이 치아의 파진 곳으로 들어가 충치로 악화되는 것을 막아준다.

음식물을 씹는 치아(소구치)나 대구치에는 여러 개의 파여진 곳이 있다. 그런데 이곳은 아주 깊고 가늘게 파여졌기 때문에 어지간히 칫솔질을 열심히 해도 깨끗하게 닦아내기가 힘들다. 아니, 힘든 정도가 아니라 불가능하다고 해도 과언이 아니다.

실란트는 주로 5~7세 사이에 제 1영구 대구치가 나오자마자 하는 것이 바람직하다. 이어서 제 2대구치와 제 1,2소구치가 나오자마자 실란트를 써서 치아를 보호하는 것이 좋다. 첫 1년간은 충치가 발생하기 쉽다. 하지만 소구치나 대구치에 충치가 생기지만 않았다면 실란트 치료가 가능하다. 다만 유치의 경우 실란트를 할 필요가 없다. 그러나 어금니는 충치가 생길 가능성이 높으므로 할 수도 있다. 유치는 영구치가 나올 때까지 자리를 지켜주는, 중요한 역할을 하기 때문이다.

치료는 대개 3단계로 진행된다. 우선 치아를 청소하는 단계이다. 이때는 수분을 제거한 후 산(ACID)으로 치아표면을 에칭(Etching)한 후 실란트를 접착시킨다. 우선 플라그를 제거하고 솜을 치아의 양쪽에 꼽은 후 입 안을 건조시킨다. 각 치아를 산액으로 에칭해 병의 원인을 제거하고 치아 상아질 표면을 에칭해 플라스틱 레진이 잘 붙도록 한다.

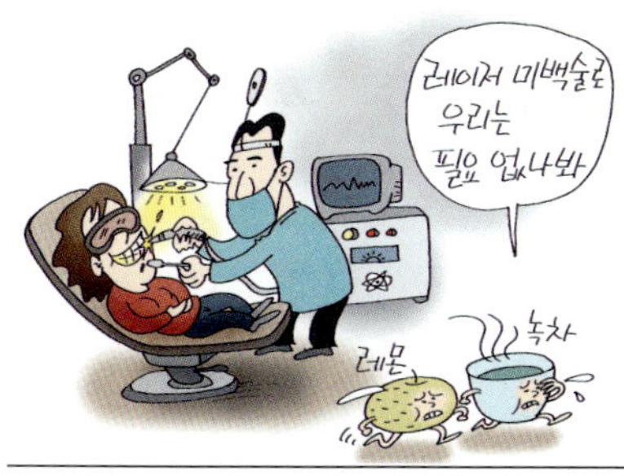

치아건강에 대한 민간요법이나 속설은 셀 수 없이 많다. 레몬즙으로 이를 닦거나 녹차를 마시면 치아가 희게 된다든지, 미백시술을 받으면 이가 약해진다는 말 등 한두 가지가 아니다. 의사 입장에서도 혼란스러울 때가 많은데 일반인들은 오죽하겠는가. 우선, 흰 치아를 만들기 위한 방법으로는 여러 민간요법이 있다. 레몬즙으로 이를 닦으면 일단 치아가 하얗게 되는 것은 사실이다. 그러나 이것은 치아 표면의 부식으로 나타나는 일시적인 현상이라는 점에 유념해야 한다. 부식된 이는 약해져서 충치가 생기기 쉽다. 또 녹차에는 불소가 많이 들어 있어 충치를 예방하고 치아를 단단하게 하는 효과가 있지만 희게 해주지는 않는다.

만약 후천적 요인으로 치아가 검어졌거나 누렇게 되었다면 레이저 미백술을 권하고 싶다. 레이저 미백술은 담배나 커피 등으로 변색되었을 때 만족할 만한 개선효과를 볼 수 있다. 미백시술을 받으면 치아가 약해진다는 말도 사실과 다르다. 옛날에는 치아 표면을 부식시켜 일시적으로 희게 보이게 했지만 이 방법은 그야말로 호랑이 담배 피울 적의 이야기다. 미백제를 입에 오랫동안 물고 있는 방법도 이미 옛날 이야기가 되었다. 요즘은 간단하고 효과가 뚜렷한 레이저 미백술이 각광을 받고 있다. 레이저를 쬐면 충치가 예방되는 부수효과도 있다. 곁들여 잇몸염증까지 치료한다면 치아가 오히려 튼튼해진다고 해도 과언이 아니다.

미백치약에는 시트록세인, 소듐 바이카보네이트, 하이드록시 아파타이트, 탄산수소나트륨 등의 미백제가 들어 있어 일반 치약보다 치아를 희게 해주는 효과가 있다. 다만 만족할 만한 효과를 보기 위해서는 아주 오랜 시간이 필요하다.

스케일링을 하면 이 사이가 벌어진다는 것도 잘못된 상식이다. 그것은 치석이 메우고 있던 틈이 드러났기 때문이다. 스케일링 후 시린 증상이 생기는 것도 치석으로 생긴 염증이 가라앉으면서 잇몸이 수축되어 치아 뿌리가 드러났기 때문이다.

80 ● 풍치를 간과하지 말라

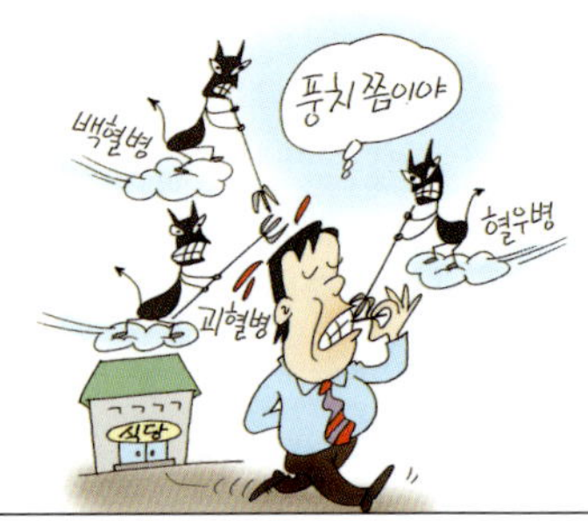

풍치는 음식물 찌꺼기와 치석이 가장 큰 원인이다. 당뇨병 같은 신체질환에서 비롯되는 경우도 많다. 풍치를 가볍게 여기고 방치할 경우 잇몸 뼈까지 녹이고 골수염이 되어 이가 몽땅 빠져 버릴 수 있다. 잠시의 염증으로 끝나는 질환이 아니다. 풍치는 처음에는 자각증상이 없다가 아픔을 느끼고 치과를 찾아 올 때는 병이 상당히 깊어진 상태이다. 그러므로 정기적인 치과검진을 통해 조기에 치료를 받아야 한다. 입 냄새가 심하거나 잇몸이 붉어지고 이가 흔들리면서 음식을 씹기 불편하다면 풍치가 상당히 진행된 것이다.

조기 치료는 비교적 간단하다. 잇몸을 째서 이 뿌리에 붙어 있는 치석을 떼어내고 염증을 없애면 된다. 이때 레이저를 이용하면 문제부위를 최소 절개함으로써 출혈과 통증을 극소화하면서 2차 감염까지 막을 수 있다. 그러나 아주 중증이라면 수술도 불가능하다. 이럴 때는 치아를 뺀 후 인공치아를 심어야 한다. 풍치는 우리나라 사람들에게 나타나는 가장 흔한 입 속 병으로서, 발병률이 약 96% 나 된다. 이를 예방하려면 항상 정기검진을 받고 필요시 스케일링을 시행해야 한다.

풍치와 유사한 출혈성 질환도 있다. 대부분 잇몸염증 탓이지만 드물게는 혈우병이나 괴혈병, 백혈병이 원인이기도 하다. 그러므로 만약 잇몸에 출혈이 있으면서 빈혈이 심하다면 건강검진을 받아볼 필요가 있다. 원인 질환이 없을 경우 대부분의 잇몸 출혈성 질환은 스케일링을 하고 칫솔질을 열심히 하면 낫는다. 혀-잇몸 클리너나 부드러운 칫솔을 이용해 잇몸 마사지를 해주면 한층 회복이 빠르다.

설탕이나 카러멜 같이 치아에 잘 달라붙는 음식 대신 섬유질이 많고, 조금 딱딱한 음식을 먹는 것이 좋다. 시도 때도 없이 간식을 먹는 습관을 버리되 간식의 경우 먹는 시간을 정하는 것도 좋다. 정기적인 스케일링으로 치석을 없애면 칫솔질을 할 때 플라그가 더 잘 떨어져 나간다.

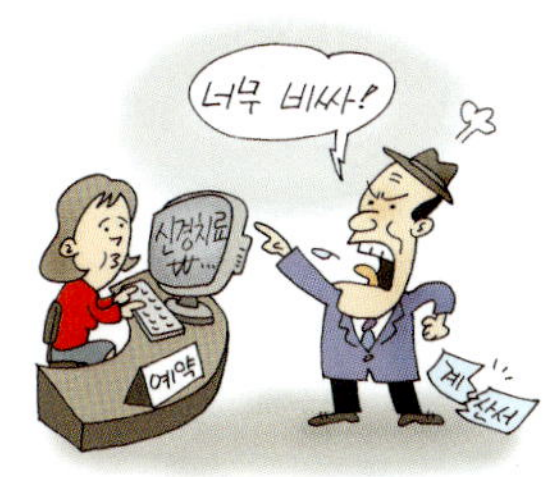

치과에서 진료를 받다 보면 의사로부터 신경치료가 필요하다는 말을 듣는 경우가 있다. 그런데 상당수 환자들은 신경치료를 잇몸염증을 치료하는 정도로 안다. 때문에 드물기는 하지만 치료비용에 대해 "아무것도 아닌 치료를 가지고 뭐가 그렇게 비싸냐"고 항의를 한다.

과거에는 치아가 손상을 받거나 병들어 통증을 유발할 때는 뽑아 버리는 것이 치료의 기본이었다. 그런데 신경치료라는 것이 개발되어 치아를 보존할 수 있게 됐다. 치아 내부는 치조골이 있고 그 위에 치수라는 조직이 있다. 치수는 상아질이 싸고 있으며 치아 표면은 법랑질로 싸여 있다.

그런데 이 신경치료는 치수에 문제가 있어 발생하는 것이다. 치수는 치아의 성장과 발생에 관여하는 매우 중요한 곳으로, 치아의 성장이 멈추면 치아에 가해지는 좋지 않은 자극에 반응해 통증을 느끼게 함으로써 치아를 보호한다.

충치가 심하거나 외부 충격을 받으면 치수에 염증이 발생한다. 염증이 발생했다는 것은 치수 조직에 세균이 들어가 감염이 일어났다는 증거이기도 하다. 감염이 일어나면 치수조직은 죽으며, 이를 치료하지 않고 오랫동안 방치하면 치아의 뿌리라고 할 수 있는 치근까지 영향을 미쳐 고름이 생긴다. 염증과 농이 생기면 극심한 치통을 경험한다. 심각한 환자의 경우 치아 주변뿐만 아니라 턱뼈까지 손상을 받아 치아를 뽑는 단계까지 악화된다.

그런 점에서 신경치료는 매우 중요하다. 신경치료는 병들거나 이상증상이 있는 치수조직을 깨끗하게 제거하고 신경관을 소독한 후 인공재료를 사용해 신경관을 밀봉하는 치료 과정이다.

몇 회를 치료받아야 하느냐는 일괄적으로 말하기 곤란하다. 증상에 따라 3번 정도 받아야 하는 환자가 있는 반면, 5회 이상 지속적인 치료가 필요한 경우도 많다.

82 ● 치근단 절제술

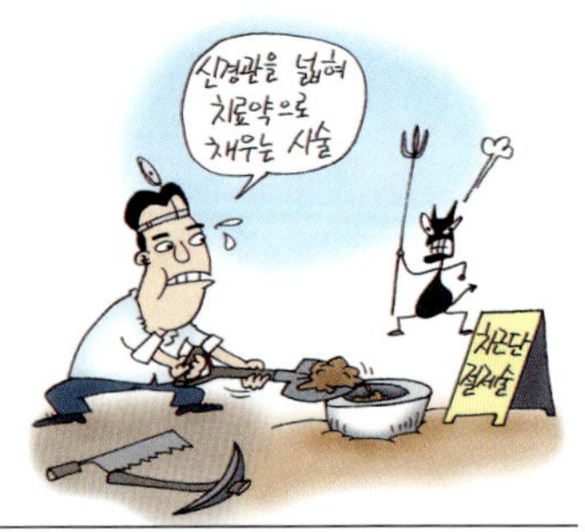

일반적으로 신경치료는 2~5회 실시하는데 이것으로 치료가 종료된 것은 아니다. 신경치료가 끝나면 레진이나 아말감 등으로 코어를 형성하고 필요할 경우에는 적당한 보철물을 만들어 치아의 기능을 회복시켜 준다. 이런 절차를 밟아 치료를 받으면 치아는 느낌상 상당히 상큼해진다.

하지만 신경치료로 안 되는 경우도 있다. 신경치료를 실패했을 때는 다시 치료를 하거나 치근단 수술을 통해 치아를 보존하는 방법을 찾을 수 있다.

염증이 있거나 감염된 치수가 원인이 되어 치근단에 염증이 있을 경우에는 신경치료 후에도 문제가 생길 수 있다. 치근단이라는 것은 말 그대로 치아 뿌리 끝을 의미하는데 이 뿌리 끝에 조금이라도 염증이 존재하면 치아 뿌리 주변에 생긴 염증이 없어지지 않을 수 있다.

이럴 때는 신경치료를 다 받은 후에도 개운한 느낌이 없을 뿐만 아니라 불편한 증상이 사라지지 않는다. 신경관이 막혀 일반적인 신경치료가 불가능한 경우도 있다. 이때는 치근단 절제술이 필요하다.

치근단 절제술은 치근의 끝 부위에 있는 치조골 주변의 염증 조직과 치아의 뿌리 끝 일부를 제거하는 치료를 말한다. 잘려진 뿌리의 끝부분 가운데 있는 신경관을 적당한 간격으로 넓히고 치료 재료를 채워 밀폐시킨다.

10여 년 전까지만 해도 치근단 절제술을 받더라도 결과가 좋지 않은 경우도 있어 의료진이나 환자 입장에서 한계가 있었지만 요즘은 그런 시대가 아니다. 수술을 할 때는 미세 부분까지 관찰할 수 있는 현미경을 사용하기 때문에 과거에 비해 높은 성공률을 기대할 수 있다.

과거에는 치료가 불가능하거나 어려운 분야도 의공학 기술의 발전으로 가능한 시대에 살고 있는 것이다.

잇몸치료와 치아교정 ● 83

이가 빠지더라도 다시 심을 수 있다고 말하면 사람들은 고개를 갸우뚱한다. 그러나 이가 빠지는 불상사가 생겼더라도 빠진 이를 물에 담아서 1시간 안에 치과에 가져 오면 그 자리에 다시 심을 수 있다. 생체 재생력 때문에 빠진 이는 다시 제자리에 붙는다. 그러나 시간이 너무 지나 뿌리가 상하거나 말랐다면 다시 심을 수 없다. 따라서 흙이나 오물이 묻었더라도 개의치 말고 그대로 물이나 우유, 혹은 식염수 등에 담아 치과로 달려오는 것이 뽑힌 이를 되살리는 방법이다.

잇몸병도 깊이 생각할 필요가 있다. 잇몸병은 약만 먹어서는 치료되지 않는다. 우선은 덜 아프겠지만 자신도 모르는 사이에 잇몸은 점점 더 나빠진다는 사실을 명심해야 한다. 일단 잇몸 치료를 받고 난 뒤에 잇몸 약을 먹으면 보조효과를 기대할 수 있다. 한약을 먹고 잇몸이 좋아졌다는 사람도 있는데 이것 역시 신체건강이 좋아진 덕분에 잇몸까지 좋아졌다고 느낄 뿐 근본적인 치료법은 될 수 없다.

충치가 심해지면 세균이 잇속 깊이 침투해 들어가서 이의 가장 안쪽에 있는 치수를 감염시킨다. 치수에는 신경과 혈관이 있기 때문에 그대로 두면 세균이 신경이나 혈관을 타고 흘러가 신체의 다른 부위까지 이상을 가져온다. 치수조직에 세균이 침투한 경우는 신경을 죽임으로써 이 뿌리를 보호하고 통증을 덜어줄 수 있다.

치아교정은 가급적 빨리 해주는 것이 효과도 좋고 시간도 적게 걸린다. 그러나 적합한 시기는 사람마다 다르다. 일반적인 교정은 영구치가 다 나는 시점인 중·고등학교 때가 적당하다. 그러나 턱에 이상이 있다면 외과적인 수술도 병행해야 하므로 성장이 다 끝난 시점에야 가능하다.

혀가 짧아 발음에 지장을 주는 경우는 혀를 늘이는 수술을 할 수 있다. 수술 후에는 혀 운동을 해서 재발을 막아야 한다. 성인이 되어 시술을 하면 혀가 이미 굳어진 상태라서 발음이 수술 전과 다를 바 없다. 혀가 굳기 전에 시술해야 한다.

84 ● 교정이 필요한 치아

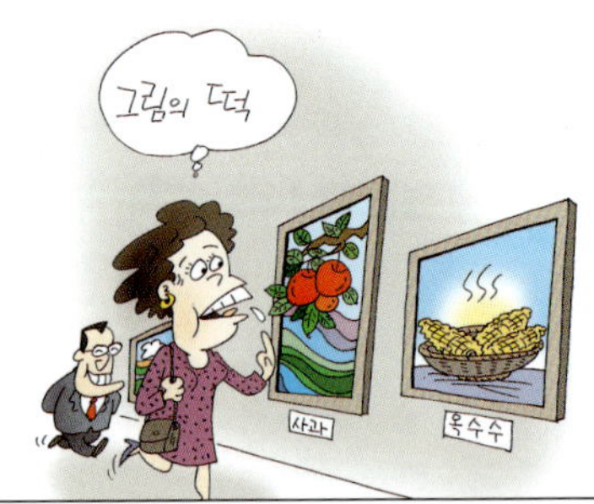

날이 갈수록 교정을 받으려는 사람들이 늘고 있다. 이것은 문명이 발달할수록 부정교합이 많아지는 것과, 이를 아름다움의 조건으로 생각하는 사회적 분위기가 동시에 작용한 탓으로 보인다.

뻐드렁니나 덧니, 겹쳐 난 이, 위 아래가 맞물리지 않는 앞니 등은 교정을 받아야 한다. 주걱턱은 증상에 따라 치아 교정과 턱 수술 중 한 가지나 두 가지를 병행하기도 한다. 보기 싫은 치아의 교정은 적절한 시기에 빠를수록 좋다. 영구치가 나오기 직전인 10~12세 경에 치료하면 단기간 내에 교정이 끝난다. 그러나 턱뼈에 이상이 있는 경우라면 뼈 성장이 끝나는 시점, 즉 여자는 14세 쯤, 남자는 18세 정도가 적당하다. 성인이라면 청소년기보다 기간이 배 정도 길어진다. 교정장치가 보기에 흉해 망설여진다면 이 안쪽에 대는 설측교정을 이용하면 된다.

교정이 필요한 치아는 △뻐드렁니 △열린 이 △닫힌 이 △겹친 이 △삐뚤어진 이 △주걱턱 등이 대표적이다. 윗부분의 앞니가 앞으로 튀어나온 뻐드렁니는 이와 잇몸이 나와 있어 치아를 덮어야 할 윗입술 길이가 부족하므로 입술이 앞으로 밀려 튀어 나와 미관상 보기 싫다.

열린 이의 경우 어금니는 맞물리지만 위 아래 앞니가 맞물리지 않아 앞니 사이에 틈이 생기므로, 음식을 물 수 없고 입술을 다물기 힘들다.

윗니가 아랫니를 너무 깊이 닫는 '닫힌 이'도 치료의 대상이다. 이때는 아래 앞니가 위 앞니 안의 잇몸 속으로 깊이 파고 들어 생활에 불편을 느낀다.

삐뚤어진 이나 덧니의 경우 음식을 먹으면 치아에 잘 끼고 칫솔질이 어려워 충치가 생기기 쉽고 잇몸병이나 입 냄새의 원인이 된다.

우리나라 사람의 8% 정도에서 나타나는 주걱턱은 아래턱이 위턱보다 앞으로 나와 있는 증상이다. 원인은 턱의 발육 불균형, 혹은 치아에 문제가 있어서이다.

치아배열이 나빠지는 이유는 유전과 나쁜 버릇, 잘못된 발육, 어려서 치아나 턱을 심하게 다친 경우, 젖니의 심한 충치 등 여러 가지가 있다.

어린이의 경우 이가 잘못돼 있으면 초기 교정을 통해 바로잡아 주어야 한다. 초기교정이란 얼굴 주위의 근육과 턱뼈를 바로잡아 줌으로써 간니가 제자리를 찾을 수 있도록 도와주는 것을 말한다. 특히 앞니는 신경이 쓰이는 부분이다. 문제가 생기면 미워 보이므로 각별히 신경을 써야 한다.

그런데 치아 교정 시기는 상황에 따라 달라진다. 예를 들면 앞니가 안 나오는 경우(간니가 만들어지지 않는 경우도 있다)에는 젖니를 최대한 오래 보존하다가 간니 열이 다 만들어지면 그때 젖니를 빼고 새 치아를 만들어 넣기도 한다. 반대로 이 한 개가 더 나오는 경우에는 필요 없는 이를 빼고 벌어진 틈을 교정한다.

앞니가 비뚠 경우 간니가 어느 정도 자리를 잡을 때쯤인 9~10세쯤 교정하는 것이 좋다. 기간은 1년 반 정도 걸린다. 그 전에 교정을 하면 일단 제자리를 잡은 듯 보여도 다시 비뚤어진다. 그리고 다른 간니가 고르게 나오는 데도 방해가 된다.

젖니 충치가 심할 때는 세균이 잇몸 속으로 들어가 그 안에 만들어져 있는 간니까지 상하게 할 수 있으므로, 미리 뽑아주는 것이 바람직하다. 젖니를 미리 뽑으면 잇몸이 단단해져 나중에 간니가 뚫고 나오기 힘들어 잇몸 안쪽을 뚫고 나오거나 부정교합이 될 수 있다. 그러므로 젖니를 미리 뽑을 때는 간니가 어느 정도 자리를 잡았는지 사진을 찍어보고 결정하는 것이 안전하다.

앞니 끝이 오톨도톨한 것은 자연스런 현상이다. 앞니를 자꾸 사용하다 보면 저절로 마모되어 매끈해지므로 걱정할 필요가 없다. 앞니가 지나치게 큰 경우도 아이가 다 자란 후에는 정상임을 알게 되므로 전혀 걱정할 사안이 아니다. 지금 적당해 보이면 오히려 나중에 작아 보일 수 있음을 알아야 한다.

86 ● 부정교합 교정치료

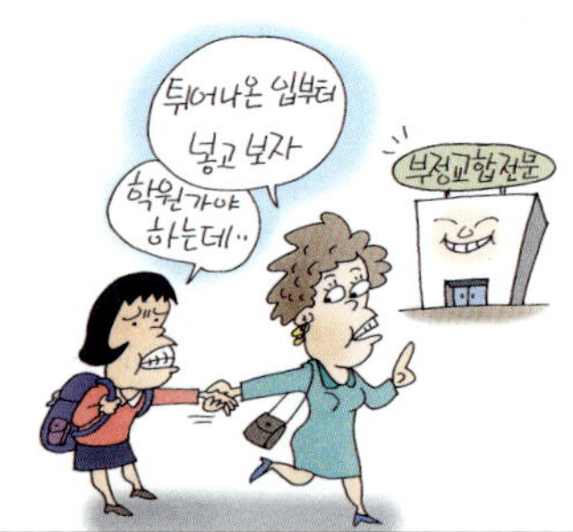

부정교합으로 교정치료를 받아야 하는 증상은 여러 가지가 있다. 예를 들면 △덧니 △뻐드렁니 △튀어나온 입 △벌어진 치아 등이 교정치료를 필요로 하는 대표적인 부정교합이다.

덧니의 경우 증상에 따라 접근법에 큰 차이가 있다. 육안으로 봤을 때 매우 심하다면 작은 어금니 4개를 뽑는 경우도 있다. 이럴 때는 치아를 뽑아서 생기는 공간으로 덧니를 펴주면 자연스럽게 메워지게 된다.

물론 정도가 심하지 않은 경우라면 치아를 뽑지 않고도 교정을 할 수 있다. 따라서 덧니가 있다고 무조건 뽑는 것은 잘못이다. 뻐드렁니 등 튀어나온 앞니는 덧니 치료와는 차이가 있다.

자라나는 어린이나 청소년들의 경우 일정한 장치를 이용해서 아래턱이나 위턱이 지나치게 자라는 것을 막아주는 치료도 있다. 아래턱이 제대로 자라지 못해 윗니가 드러나 보일 때는 아래턱이 자라는 장치를 해주기도 한다.

많은 경우는 아니지만 어금니를 뽑고 이 공간을 이용해서 앞으로 나온 앞니를 안으로 끌어들여 바로잡아 줄 수도 있다. 남성들은 그다지 문제가 되지 않지만, 웃을 때 잇몸이 보이는 여성이라면 보조적인 장치로 증상을 개선할 수 있고, 심할 경우 수술을 받으면 치료가 가능하다.

지나치게 튀어나온 입은 상대적으로 치료를 하는 데 많은 시간이 걸린다. 대부분 작은 어금니를 빼고 남는 공간을 이용해 앞니를 밀어넣는다. 과거 치료법이 발달하지 않았을 때는 다소의 부작용도 있었다. 하지만 최근 치의학은 그 정도 증상이라면 만족할 만큼 치료를 할 수 있는 수준으로 발달했다. 치아에 문제가 있을 경우 고민만 하지 말고 전문의를 찾아 상담을 받아보면 다양한 치료법이 있다는 것을 새삼 느낄 수 있다.

구전되는 노래 중에 '앞니 빠진 중강새' 라는 노래가 있다. 어린 시절 동네어귀에서 아이들은 "앞니 빠진 중강새 우물가에 가지 마라 붕어새끼 놀란다. 잉어새끼 놀란다. 앞니 빠진 중강새 닭장 옆에 가지 마라"하고 노래했다. 참새처럼 입을 벌려 노래하는 아이들의 앞니도 한두 개씩 빠져 있다. 개구장이들이 무리지어 이가 빠진 친구를 놀리느라 부르던 노래다. 이처럼 어린 시절 빠진 치아 때문에 놀림감이 되었던 추억은 누구나 있다. 이가 조금씩 흔들리다가 어느날 갑자기 앞니가 숭숭 빠져 버리면 아이들은 허전함을 느낀다. 그러다가 다시 뽀얀 이가 뾰족이 얼굴을 내밀면 기쁨에 겨워 탄성을 지른다.

우리나라 옛날 풍습 가운데 젖니가 빠지면 지붕 위에 던지거나 불 아궁이에 넣어 태우는 것이 있었다. 그리고 이를 뺀 후에 소금물로 입 안을 헹구게 했다. 이런 풍습의 배경에는 이를 뽑고 난 후 위생관리와 소독을 하는 의미가 담겨 있다. 뽑아낸 이에는 여러 가지 세균이 묻어 있을 것이다. 그러므로 아이들의 손이 닿지 않고 햇볕을 쬐는 지붕 위에 던져 버리거나 불에 태움으로써 소독을 했던 것이다. 소금물로 입 안을 헹구는 것도 이를 뽑은 자리의 감염을 막기 위함이었다.

옛날에는 이를 뽑으러 치과에 가는 것은 도시에서나 있는 일이었다. 70년대 초만 해도 농촌에서는 흔들리는 이에 실을 걸어 문고리에 매달아 놓고 갑자기 밖에서 문을 열어 젖혀서 이를 뽑았다. 그래도 당시에는 덧니나 부정교합이 드물었다. 요즘은 조금만 이가 흔들려도 치과로 달려온다. 그런데도 충치가 많고 부정교합이 느는 것은 무슨 이유일까. 식생활 변화가 가장 큰 원인이다. 과거에는 대가족이었으므로 식탁에 잡곡밥과 멸치, 생선이나 채소 등이 올라왔다. 하지만 요즘은 부드럽고 단 음식 위주이기 때문에 턱이 제대로 발달하지 못한다. 어린 시절 들인 좋은 습관은 평생동안 건강 지킴이가 되어 주는데도 말이다.

88 ● 주걱턱

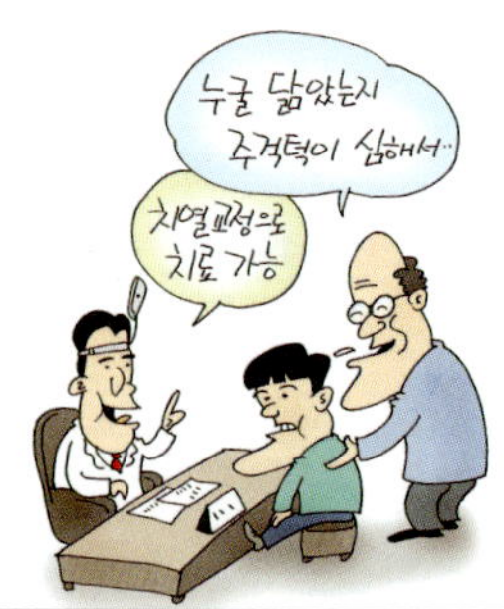

사람들을 만나다 보면 유난히 턱이 튀어나온 사람들이 있다. 이들은 일명 주걱턱을 갖고 있는 사람들인데 일반적으로 이러한 증상에 대해 질병이나 기형으로 여기지는 않고 있다. 아래턱이 튀어나온 주걱턱은 서양인보다는 동양인에게 많은 것이 특징이다.

서양에서는 무턱이 많다. 동양권에서도 무턱이 있긴 하지만 무턱은 상대적으로 서양인들에게 많다. 무턱이란 주걱턱과 달리 아래턱이 없어 보이는 증상이다. 주걱턱은 태어나면서부터 보이는 경우도 있고, 자라면서 잘못된 식습관 등으로 생기거나 악화하기도 한다.

유아 및 어린 시절 손을 빨거나 턱을 고이는 습관도 좋지 않다. 음식을 먹을 때 지나치게 한쪽으로만 씹는 버릇이 습관화되면 주걱턱을 초래하거나 악화되는 요인이 된다. 특히 수시로 턱을 쭉 내미는 버릇은 증상을 더욱 악화시킨다.

유전적인 성향도 무시할 수 없다. 주걱턱 양상을 보이는 집안의 가계도를 보면 증상의 정도엔 차이가 있더라도 대체로 비슷한 모습을 보이는 경우가 많다.

주걱턱의 경우 상당수가 "태생이 그러려니……" 하고 무심코 넘길 수도 있으나 남이 봤을 때 보기 불편한 정도라면 본인도 스트레스를 받지 않을 수 없다. 그러므로 이런 주걱턱 환자는 치과에서 진료를 받는 것이 바람직하다. 얼굴 외형을 결정짓는 가장 중요한 요소는 치아, 그리고 위턱과 아래턱이고 실제 치료가 이루어지는 부분도 이곳이기 때문이다. 그런 점에서 구강악안면에 대해 비교적 잘 알고 있는 치과전문의가 적당하다.

주걱턱은 모두 수술적 치료가 필요한 것은 아니다. 상당수는 치열을 교정해 주는 것만으로도 고칠 수 있다. 다만 치열교정만으로 치료가 가능한 증상은 눈으로 보기에도 심하지 않다.

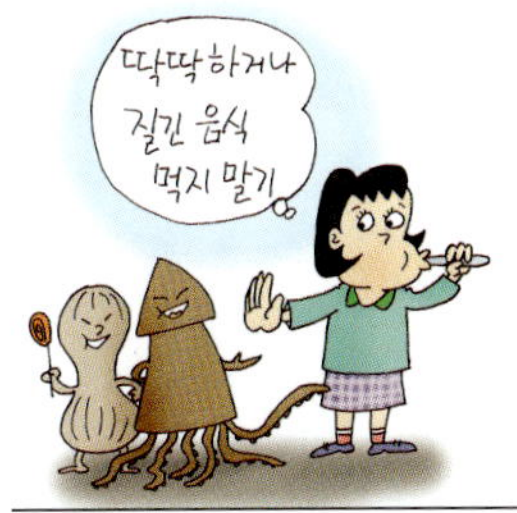

교정치료를 받을 때는 불편도 많지만 주의해야 할 점도 여러 가지가 있다. 그렇다고 교정기간 내내 지속적으로 불편을 느끼는 것은 아니다. 일정기간이 지나면 익숙해진다.

장치를 한 후 치아가 움직이기 시작하면 잇몸과 치아에 약간의 '웅~'한 통증을 느끼며 치아가 흔들릴 수 있다. 그러나 통증이 온다고 해서 진통제를 복용할 정도로 심하지는 않다. 우선적으로 신경을 써야 할 것은 치아를 잘 닦는 것이다.

장치를 설치하면 음식물이 잘 달라붙는다. 제대로 관리하지 않으면 본의 아니게 충치가 생기기도 한다. 따라서 식사를 한 후에는 반드시 이를 닦고 간식을 먹은 후에도 칫솔질을 하는 것을 습관화해야 한다.

음식물도 골라 먹어야 한다. 오징어나 쥐포, 땅콩, 얼음 등 딱딱하거나 질긴 음식은 피하는 것이 상책이다. 껌이나 엿 등도 피할 음식 중의 하나이다. 섬유질이 몸에 좋다고 지나치게 많이 먹으면 장치에 얽혀 망가뜨릴 수 있으므로 주의해야 한다. 장치가 망가지면 그대로 방치하는 사람들도 있는데 절대 바람직하지 않다. 잘못된 장치를 며칠간 방치하면 치아는 원래 위치로 돌아와 버린다. 힘들여 치료를 한 것이 도로아미타불이 된다는 말이다.

치과에 오는 날짜를 잘 지키는 것도 불문율 중의 하나이다. 하루, 이틀 지연하면 당시에는 잘 모르지만 치료기간이 길어질 수밖에 없다. 고무줄이나 스프링 등 장치는 힘의 세기에 따라 치료날짜를 맞추기 때문에 늦게 내원해서는 안 된다.

특히 고무줄 등을 걸어야 할 경우 의사가 지시한 종류를 시간에 맞추어 장착해야 한다. 욕심만 앞서 개수를 늘리거나 스스로 판단해 위치를 바꾸는 것도 좋지 않다.

90 ● 틀니

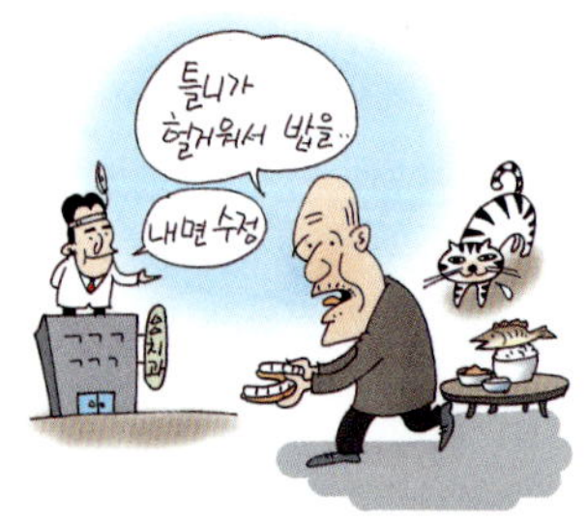

틀니 제작이 필요한 환자들이 오면 가장 먼저 하는 질문 중의 하나가 바로 한 번 만들면 얼마나 사용할 수 있느냐는 것이다. 영구적으로 사용할 수 있는지도 빼놓을 수 없는 질문이다.

틀니를 지지하는 것은 턱뼈와 튼튼한 잇몸이다. 그런데 턱뼈와 잇몸도 지속적으로 변화를 하기 때문에 문제가 생긴다. 나이가 들거나 외부적 충격, 잇몸질환을 심하게 앓고 있는 상황에서는 뼈의 흡수가 진행되기도 한다. 잇몸질환이 있을 경우 가급적 빨리 치료를 받으라고 권고하는 것은 그만한 이유가 있는 것이다. 어떤 환자들은 잇몸질환이 심해 치료가 필요하다고 하면, "그까짓 잇몸은 괜찮으니 그만 두라"고 말한다. 치아과 잇몸을 분리해서 생각하는 것이다. 그런데 치아와 잇몸 건강은 분리해서 판단하거나 생각해서는 안 된다. 잇몸건강이 바로 치아건강에 직접적인 영향을 미치고, 치아건강 역시 잇몸건강에 지대한 영향을 준다.

따라서 아무리 건강한 사람이라고 하더라도 의치의 경우 시간이 지날수록 그대로 유지하기 힘들다. 아니, 힘들다기보다는 불가능하다는 말이 더 적절할지 모른다. 의치가 헐거워지거나 균형이 맞지 않으면 전문의를 찾아 바로 내면수정을 받아야 한다.

얼마나 착용 가능한지도 궁금한 사안이다. 물론 24시간 착용하는 것도 문제는 없다. 다만 혼자 쉬는 시간이나 잠을 잘 때는 제거하는 것이 좋다. 본인도 좋으려니와 잇몸의 원활한 혈액순환을 위해서도 좋다.

틀니도 여러 종류가 있는데 특히 금속이 들어간 틀니의 경우 두께가 얇은 대신에 다소 무겁다. 파손되거나 끊어질 위험성을 줄이기 위해 아래나 위 어느 한쪽에 있는 자연치와 마주치는 경우에는 금속이 들어간 틀니를 제작한다. 다만 금속 알레르기가 있는 환자라면 사용하기 힘들 수도 있다. 전문의의 진단이 필요하다.

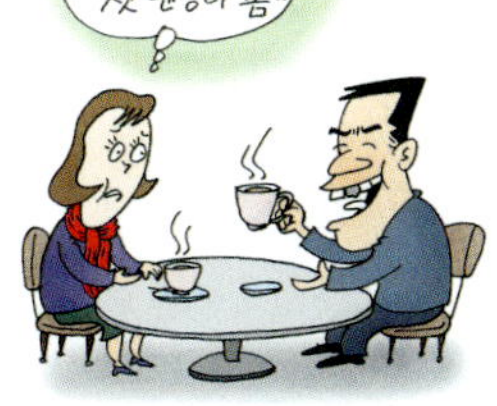

몇 개의 치아를 잃은 후에도 보철치료를 받는 것을 생각지도 않거나 꺼려 하는 사람들이 더러 있다. 이들의 태도 속에는 "이 몇 개 빠진 것이 무엇이 대수냐"는 생각이 깔려 있다.

물론 생각하기에 따라 전혀 틀린 말은 아니다. 하지만 솔직히 치과전문의 입장에서 보면 매우 무모한 생각이라는 느낌을 떨쳐 버릴 수 없다. 분명한 것은 빠진 치아가 있다면 해 넣는 것이 나머지 치아건강을 위해 바람직하기 때문이다. 당장은 경제적인 손실로 이어진다고 생각할지 모르지만 장기적으로는 모든 점에서 경제적이고, 건강을 위해서도 그렇다.

사회생활을 하는 사람이 치아가 몇 개 빠진 상태로 사람들을 만난다고 생각을 해보라. 마음이 아무리 고와도 첫 인상을 좋게 줄 수 없다. 특히 사람들을 많이 만나 영업을 해야 하는 직종에서 일한다면 첫 인상이 무엇보다 중요한데, 그러한 상황에서는 상당한 결격 사유가 된다.

이를 해 넣는 방법은 여러 가지가 있다. 물론 어떤 증상이냐에 따라 어떤 치료법을 선택하느냐가 달라진다. 치아가 한 개 정도 빠졌을 때는 고정성 보철물을 생각해 볼 수 있다. 남아 있는 나머지 치아를 기둥 삼아서 치아를 해 넣는 방법인데, 빠진 치아 좌우에 있는 이가 튼튼해야 가능하다. 치아가 여러 개 빠졌거나 나머지 치아도 건강하지 못하다면 이 방법을 선택할 수 없다.

치아가 여러 개 손실되었을 때는 고정성 보철로는 힘들다. 이때는 틀니라고 하는 가철성 보철물을 선택하는 경우가 많다. 식사를 한 후에 착용했던 틀니를 씻어 주거나 잠을 잘 때도 세정제에 담궈야 하는 등 불편함도 따른다. 틀니도 여러 가지가 있는데 치아가 하나도 없는 노인이라면 치아 전체를 틀니로 해야 하고, 몇 개가 남아 있다면 부분틀니를 만들어 착용한다.

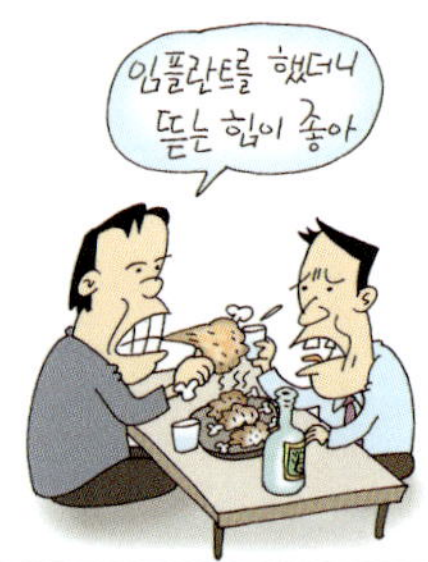

틀니라고 해서 모두 잘 맞지는 않는다. 의사 입장에서 구강구조에 잘 맞춰 제작이 되었더라도 사용하는 사람의 만족도는 크게 차이가 난다. 물론 경우에 따라 다소 잘못 제작된 사례도 있겠지만 대부분이 착용하지 않던 것을 입 속에 넣고 다니다 보니 이물감과 함께 뭔가 자신에게 맞지 않는 듯한 느낌을 받는다.

그러나 시간이 조금만 지나면 불편함이 조금씩 사라진다. 시간이 지나도 문제가 있거나 불편이 있다면 임플란트를 생각해 볼 수 있다. 임플란트가 우리나라에 도입된 것은 약 20여 년 전이다. 하지만 고도의 기술을 필요로 하고 재료와 장비, 치료비 등이 고가였기 때문에 보급이 활성화되기 시작한 것은 최근 몇 년간의 일이다.

빠진 치아의 앞과 뒤의 치아를 기둥으로 삼을 필요가 없기 때문에 문제가 없는 이를 깎아내지 않아도 된다는 점이 크게 어필하고 있다. 여기에다 다른 보철물에 비해서 음식을 씹는 힘 역시 강해 환자들에게 만족감을 주고 있다.

임플란트에 대해 설명을 하면 임플란트 그 자체는 하나의 치아뿌리 역할을 한다. 특수한 금속으로 만들어진 인공 대치물이다. 나사나 원통 모양으로 된 특수 금속을 잇몸 뼈에 심은 후 치아를 대체할 물질을 임플란트에 끼워 고정을 시키는 것으로 시술이 끝난다.

부분적으로 틀니가 필요할 때도 임플란트를 심으면 고정보철물을 할 수 있는 경우가 많다. 조금 전에도 언급한 것처럼 하나의 치아만 문제가 있을 때 다른 치아에 손상이 가지 않도록 하면서 시술을 할 수 있는 것이 가장 큰 장점으로 꼽힌다. 씹는 힘 역시 어느 보철물보다 강하다.

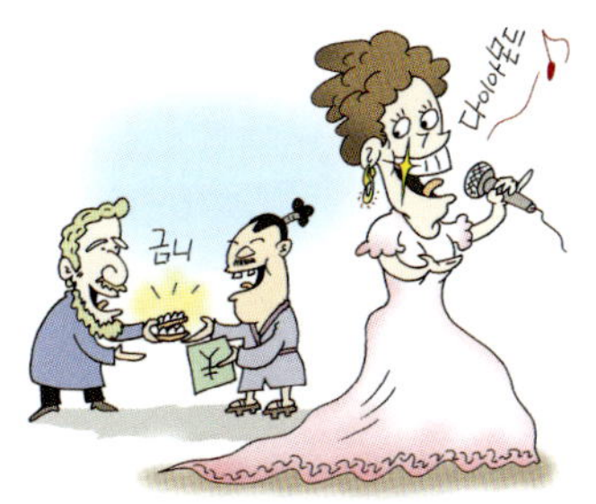

20세기는 금, 21세기는 생체큐빅다이아 ● 93

요즈음 현대인들은 외모에 대해 무한한 관심과 투자를 하고 있다. 이로 인해 치과 보철물 재료의 연구개발도 생체 친화적이고, 뛰어난 내구성을 지닌, 가장 자연스럽고 미용적인 재료의 개발 쪽으로 진행되어 왔다.

최근 금 등 금속을 사용하지 않고 기존의 세라믹보다 월등한 강도를 나타내고, 경도, 빛 투과성, 색상조절, 내구성이 뛰어난 보철재료인 생체큐빅다이아(일명 : Zirconia)의 개발로 치과보철은 새로운 전기를 맞이하였다.

생체큐빅다이아는 가장 최근에 도입된 치과 보철물 재료다. 생체큐빅다이아는 의료계통에서 인공관절을 만들던 고강도(티타늄의 1.5배)의 비금속성 세라믹 소재로서, 내구성이 뛰어나고, 구강 내 산화반응을 일으키지 않고 열전도율이 낮아 생체 친화적이며, 하중 감소로 편안함을 준다. 또한 빛 투광성이 우수해 치아의 자연스런 색을 나타내어 심미적으로도 우수하며, 레이저빔을 이용해 치아의 모양을 스캔하고 컴퓨터시뮬레이션을 거쳐 가공, 제작되므로 매우 정교하다.

국내에서 제작기술이 개발·보급됨에 따라 제작비용을 절감할 수 있게 되어 금 등의 금속 보철물을 대체할 수 있는 보철물로 각광 받고 있다. 다른 의학 분야에서는 이미 수년 전부터 사용되고 있으며 FDA(미국식품의약국)의 안전성, 유효성을 인정받았으며, 최근 미국, 유럽등 선진국에서 보편적으로 시술되고 있다.

현재 생체큐빅다이아몬드 보철은 금속 알러지 테스트에서도 무결성을 나타내어 알러지 현상으로 잇몸이 쇠퇴하고 보철물 주위의 잇몸이 검게 변하는 환자들에게 좋으며, 지금까지 나온 세라믹 중 가장 강도가 높아 내구성이 뛰어나고, 자연스러운 색깔과 모양을 만들 수 있어 환자들의 만족도가 가장 높게 나온다.

94 ● 보철물의 수명

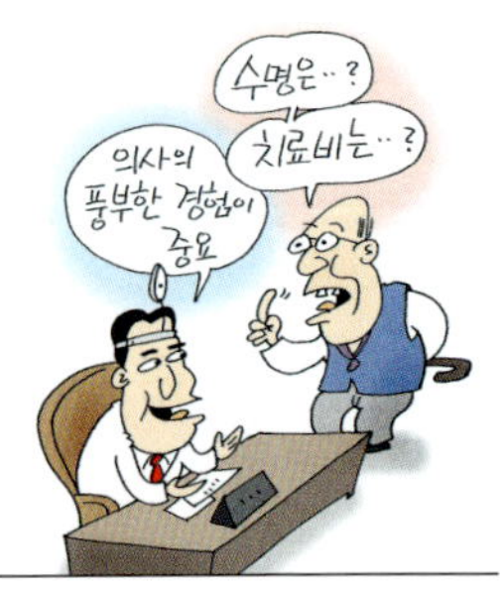

보철물을 해 넣기 위해 치과를 방문하는 사람들이 가장 궁금해하는 것 중의 하나가 바로 얼마나 오랫동안 사용할 수 있느냐이다. 이것은 틀니뿐만 아니라 임플란트를 염두에 두고 있는 환자들도 궁금해하는 점이다.

그런데 이런 질문을 받으면 명확히 답변을 해주기가 어렵다. 아니 어려운 정도가 아니라 답변을 해줄 수 없는 것이 현실이다. 임플란트만 하더라도 상당수 사람들은 이리저리 치과를 방문해 가격이나 치료 수준에 대한 비교상담을 한 후 결정을 한다.

이 과정에서 많은 환자들이 염두에 두면서 의문을 갖는 것이 바로 가격이다. 아직까지 임플란트의 시술가격은 비싸기 때문에 환자들이 더 저렴한 것을 선택하고자 하는 심리는 이해를 한다. 하지만 치과치료야말로 '싼 게 비지떡'이 될 수도 있으므로 상담과 치료 결정과정에서 어지간히 신중하지 않으면 안 된다.

임플란트 재료가 나오는 회사는 한두 군데가 아니다. 국산인지 외국산인지에 따라서도 가격과 질에 큰 차이가 난다. 따라서 막연하게 "저 치과는 200만 원밖에 안 받는데 여기는 왜 300만 원 이상이나 받느냐"는 것은 우문 중의 우문이다. 그만큼 어떤 임플란트를 선택하는가에 따라 가격은 천차만별이다.

물론 얼마만큼 경험이 풍부한 의사에게 시술을 받느냐가 가장 중요한 요소다. 풍부한 임상경험은 환자들이 치료 후 느끼는 효과에도 큰 차이가 난다. 물론 최고의 결과는 환자 스스로 어떻게 관리하는가에 달려 있다.

아무리 좋은 물건이라도 관리를 제대로 하지 않으면 수명을 다할 수 없다. 자동차를 새로 구입한 후 운전자가 어떻게 관리하느냐에 따라 차량의 수명에 큰 차이가 나는 것과 다를 바 없다. 치료를 잘 받았더라도 거칠게 사용하면 빨리 망가진다.

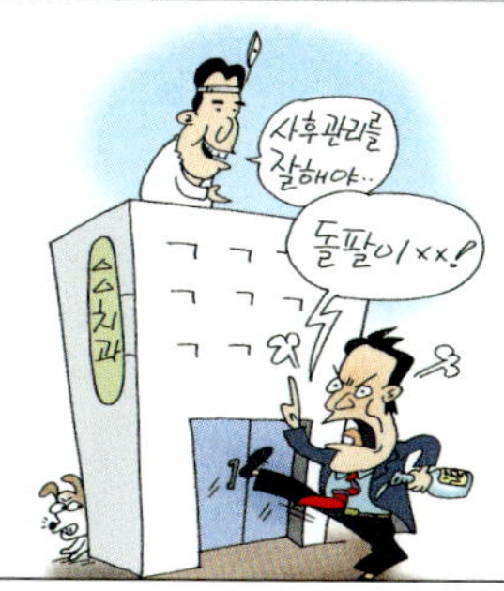

"불과 얼마 전에 치료를 받았는데 이거 잘못된 거 아니예요?"

충치나 잇몸치료를 받은 환자가 몇 달이 지난 후 병원을 찾아 던지는 말이다. 아주 흔한 것은 아니지만 가끔 이런 환자를 만난다. 환자 입장에서는 마음먹고 치료를 받았는데 통증이 또 오니 치료가 잘못된 것은 아닌지 의문이 들 것이다.

그러나 특별한 경우를 제외하고는 대부분 환자의 사후관리 잘못이다. 대표적인 것 중의 하나가 치료를 받은 후 이 닦기를 게을리하면서 지나치게 뜨거운 음식이나 만성 음주로 염증을 유발한 경우이다.

충치는 치료를 했더라도 칫솔질을 충분히 하지 않으면 재발하거나 새로 생긴다. 그리고 나이가 들수록 잇몸염증이 발생하기 쉽다. 무엇보다 중요한 것이 칫솔질이다. 치료를 잘못해 재발을 했는지, 아니면 관리 잘못으로 생긴 새로운 증상인지는 판단하기 어려울 수 있지만 경험 있는 전문의라면 원인을 알 수 있다. 따라서 한 번 치료를 받았으니 조심을 덜해도 괜찮다는 생각은 위험하다.

틀니를 사용하는 사람도 마찬가지다. 틀니에 충치는 생기지 않지만 입 안을 불결한 상태로 유지하면 다른 사람들에게 좋지 않은 구취를 풍긴다. 정확한 통계는 나오지 않았지만 틀니를 사용하는 사람의 40~50% 정도는 구취가 심한 것으로 알려져 있다.

구내염은 틀니와 잇몸이 제대로 맞지 않아 염증이 일어나는 부분에 잘 생긴다. 원인은 곰팡이의 일종인 칸디다균이다. 그러나 제대로 씻으면 크게 개선할 수 있다. 칫솔질도 좋고 효소가 들어 있는 세제를 사용하면 더 좋다. 효소가 들어 있는 세제는 칸디다균 바깥을 싸고 있는 글루칸막을 분해해 균을 녹여 버린다.

96 ● 의치와 미각(1)

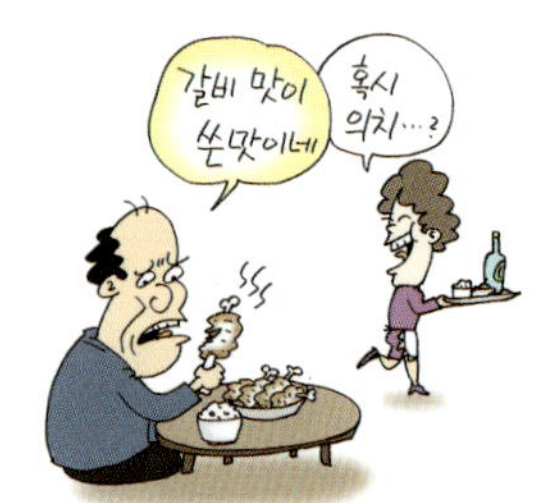

인간이 느끼는 미각은 참으로 독특하면서도 탁월하다. 대체로 인간은 모유나 우유에 길들여져 있어 단 음식을 좋아한다고 말하는 의학자들이 많다. 그러나 우유나 모유에 길들여졌다기보다는 어떤 면에서는 복합적으로 영향을 받고 있다는 말이 보다 정확할지도 모른다.

미각은 단맛과 신맛, 쓴맛, 짠맛 등 크게 네 가지로 구별할 수 있다. 이 중에서 인간은 본능적으로 단맛을 좋아한다. 금방 태어난 유아들조차 쓴 것은 거의 본능적으로 뱉아내는데, 실제 많은 종류의 독극물이 단맛보다는 쓴맛을 갖고 있다.

혀의 구조는 모든 미각에 민감하지만 특히 단맛과 짠맛에 가장 민감하다. 혀 측면은 신맛에 민감하며 짠맛도 느낀다. 이에 비해 설근부(舌根部)는 쓴맛에 민감하다. 미각의 신경섬유에는 산에만 반응하는 것과 신맛과 짠맛, 또는 신맛과 쓴맛과 같이 2종의 자극에 반응하는 것이 있다. 그런 점에서 4종의 '맛 정보'가 반드시 다른 신경섬유를 거쳐 중추에 전달되는 것이 아니라는 것을 알 수 있다.

그렇다고 모든 사람이 단맛을 추구하는 것은 아니다. 커피처럼 오히려 단맛보다 쓴맛을 즐기는 경우도 있다. 인체에는 어떤 특정요소가 결핍되면 자신도 모르게 찾게 되는데, 예를 들면 지나치게 짜게 식사를 한 경우 물을 찾게 되고, 음식이 너무 싱거우면 자연스럽게 소금을 찾게 되는 심리가 바로 그것이다.

미각을 느끼는 차이도 개인과 인종에 따라 하늘과 땅 차이만큼 심하다. 페닐티오카바마이드라는 물질은 신맛을 내지만 백인 중 30%는 이 맛을 전혀 느끼지 못한다. 이유는 유전자의 결핍 때문이다. 마찬가지로 후천적 요인으로 맛을 느끼지 못하거나 덜 느끼는 경우도 많다. 미각은 치과치료를 받은 후 영향을 받을 수 있다. 부분적으로 의치를 달고 있다면 음식물이 도달하는 면적이 줄어들어 미각장애를 겪는다.

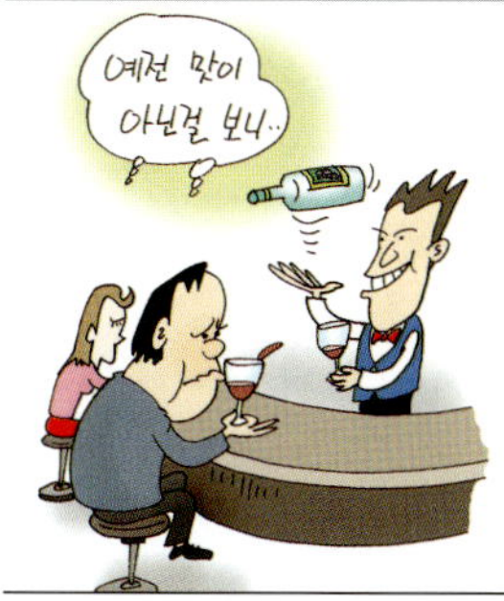

의치가 미각에 영향을 준다는 말은 새삼스러운 것이 아니다. 그래서 치료는 신중해야 하고, 평소 관리에도 만전을 기해야 한다. 특히 맛을 느끼는 직업을 가진 사람이 의치를 했거나 구강질환이 있다면 직업의 생명이 다했다고 해도 과언이 아닐 것이다.

구강에 대한 구조도 잘 이해하는 것이 바람직하다. 입 안에 있는 혀는 음식물을 씹을 때 잘 씹히도록 이리저리 움직여 주는 보조적인 역할을 할 뿐만 아니라 음식을 씹어 녹이는 물질을 생성한다. 그런데 의치가 잘못되어 있다면 혀 운동에 직접적인 영향을 줘 미각장애의 요인이 될 수 있다. 외상 등으로 앞니를 해 넣었을 경우 혀가 느끼는 이물감을 경험해 본 사람이라면 누구나 이해를 할 것이다. 따라서 실제 느끼는 음식의 맛은 이러한 복잡한 요인의 결정체라고 보면 무난하다.

여기에다 온도감각이나 혀의 촉각, 후각도 직접적으로 관계한다. 같은 음식이라도 온도에 따라 맛의 차이는 엄청나다. 아이스크림을 얼려서 먹는 것과 녹여 먹는 것은 맛 자체가 다르다. 금방 주방에서 요리한 잡채와 냉장고에서 꺼낸 잡채 맛 역시 그렇다.

그만큼 음식은 구강조건뿐만 아니라 온도변화에 따라, 그리고 조리 후 시간이 얼마나 흘렀느냐에 따라 차이가 있다. 맛 수용기의 자극액에 대한 반응은 동물에 따라 큰 차이가 있다. 예를 들면 고양이는 설탕에는 반응을 잘 나타내지 않는다. 설탕이나 사카린 등에 반응하는 것은 사람과 원숭이뿐이다. 또 쥐에게서 부신을 적출하면 짠맛에 대한 선호도가 강해지고 섭취량까지 증가한다는 보고서도 있다. 그렇다면 미각에 이상이 있을 경우 엄청난 식욕이 생길 수 있다는 가정을 해 볼 수도 있다. 구강건강을 잘, 제대로 유지하는 것은 그만큼 중요하다. 그런 점에서 치통으로 인한 불면의 고통은 오히려 작은 피해사례에 속하는지도 모른다.

98 ● 세정제 · 물비누가 좋아

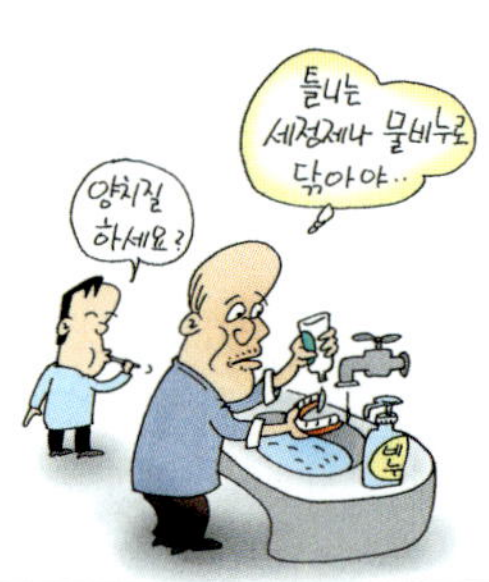

틀니를 만들었다고 모든 것이 끝난 것은 아니다. 틀니제작이 끝난 후에는 다시 치과에 오는 것을 잊지 말아야 한다. 제대로 장착하기 위해서는 대체로 1~2일, 그리고 1주일 간격으로 치과를 찾아 제대로 자리를 잡고 있는지 확인을 받는 것이 필요하다. 치과에 오는 것이 귀찮다고 미루면 결국 본인만 고생을 하게 된다. 처음 틀니를 착용하게 되면 여러 가지 불편함을 느낀다. 이물감은 물론이고 잇몸에 통증을 느끼기도 한다. 따라서 틀니를 장착한 후에는 내원해서 제대로 자리를 잡도록 해야 한다.

내원 과정에서 중요한 것은 아픈 자리가 없도록 하는 것이다. 틀니가 잘 맞으면 아픈 자리가 점차 없어지는데, 통증이 없더라도 1~3개월 간격으로 치과를 찾아 이상 여부를 확인받는 것이 바람직하다.

나이가 많은 노인들 가운데는 틀니를 칫솔에 치약을 묻혀 마구 닦는 분도 있는데, 그것도 좋지 않다. 치약과 칫솔을 사용해서 틀니를 닦으면 빨리 손상된다. 특히 치약에는 의치를 마모시키는 성분이 있으므로 주의가 필요하다. 의치는 세정제를 이용하거나 물비누로 부드럽게 닦아주는 것이 좋다. 잠자리에 들 때는 의치세정용액에 소독을 한 후 물에 담궈놓도록 한다. 틀니를 장착하면 처음에는 참 어색하다. 씹는 힘도 약하고 자연스럽지 못하다. 그러나 시간이 지나면 익숙해진다.

껌이나 엿 등 잘 달라붙는 음식은 삼가는 것이 바람직하다. 틀니 자체가 플라스틱 계열인 레진이라는 재료이기 때문에 잘 달라붙어 떨어지지 않는 경우도 있어 항상 주의해야 한다.

어떤 환자는 틀니는 바로 제작할 수 있는 것으로 생각하는데 그렇지 않다. 문제의 치아를 제거한 후에는 우선 임시로 만든 틀니를 장착한다. 환자에 따라 차이가 있지만 발치를 한 후 2개월까지는 최종 보철물을 제작하지 않는 경우가 많다.

평소 제대로 관리해야 ● 99

치아는 일생을 통해 잘 보존해야 건강을 유지할 수 있다. 우리는 심장병을 염려하고 당뇨병을 염려하고, 고혈압을 염려하는 경우는 많지만 잇몸질환에 신경을 쓰거나 보철물을 어떻게 보호하느냐는 별로 신경을 쓰지 않는다.

이것은 치아가 생명과 직접적인 연관성이 없다고 생각하기 때문이다. 치아 한두 개가 빠진다고 목숨이 위태로운 것은 아니라는 마음이 강하게 지배하고 있는 것이다. 그러나 생명을 이어가고 오랫동안 장수한다는 것이 건강 자체를 의미하는 것은 아니라는 점에서 삶의 질에 대해 심각하게 생각할 필요가 있다.

빠진 치아를 해 넣는 것은 어떤 운동이나 보약을 먹는 것보다 더 중요하고, 미래 건강을 위한 확실한 투자이다. 그런 점에서 보철물을 한 후 이상증상이 있는데도 오랫동안 방치하는 것은 바람직하지 않다.

아니, 바람직하지 않은 정도가 아니라 그렇게 해서는 안 된다. 보철물을 해 넣었다고 영구적인 것은 아니기 때문에 평소 철저한 관리가 중요하다. 치아와 보철물을 잘 유지하기 위해서는 치과의사와 공조가 필요하다. 특별한 일이 없다고 하더라도 4~6개월에 한 번 정도는 정기적으로 검진을 받아야 한다.

특히 한두 개의 보철이 아니라 여러 개를 해 넣었다면 3~4개월에 한 번 정도는 치과에 들러 염증은 생기지 않았는지, 다른 문제는 없는지 확인을 해야 오랫동안 쓸 수 있다. 불편함을 느끼고서야 병원을 찾으면 치료를 위한 시간낭비는 물론, 비용적인 측면에서도 많은 손실을 초래한다.

보철물의 수명이 지나치게 짧다고 생각하는 환자가 있다면 의사를 탓할 것이 아니라 평소 얼마나 제대로 잘 관리하려고 노력했는지 되돌아보는 것이 첫 번째 순서다.

100 ● 입 냄새와 틀니

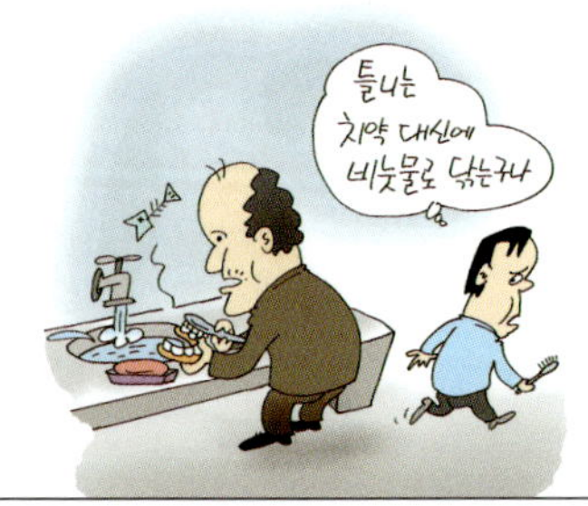

한때 고대인들은 치통을 악마의 소행으로 생각했다. 따라서 치료법도 주술을 통해 악마를 퇴치하는 것이 주종을 이루었다. 후대 이탈리아에 살던 에토르리아인들은 충치를 뽑고 그 자리에 틀니를 해 넣을 정도로 발달한 의치술을 갖고 있었다. 틀니는 상아나 뼈로 만들었으며 브리지는 금으로 해 넣었다. 또 사람이 죽으면 건강한 이를 뽑아서 귀족들의 틀니를 만드는 데 사용했다. 프랑스 혁명 무렵에는 '치아 도둑'이 성행했다. 이들은 부상당한 병사의 치아를 몰래 뽑아 팔았는데 그 결과 유럽인들은 '워털루', 미국인들은 '독립전쟁'의 의치를 꼈다. 그러나 도자기 치아의 출현으로 이런 도둑은 자취를 감추게 되었다.

신라시대에는 임금을 이사금(尼師今)이라고 불렀다. 이사금은 원래 니사금으로, 닛금은 닛(齒)에 금(자국)을 내는 것으로 음식을 물었을 때 나타나는 이 자국을 말한다. 〈삼국사기〉의 '유리니사금'(서기 24~57년) 편에 보면 "니사금은 본래 우리말로 닛금을 뜻하며 남해왕이 돌아가시면서 아들 유리와 사위인 탈해에게 너희 박,석 씨 중에 연치(이의 개수)가 많은 사람이 왕위를 이으라고 한 까닭에 니사금이라고 부르게 되었다"는 기록이 나온다.

19세기에 들어와 치과의사에 의해 마취약이 개발됨으로써 통증 없이 이를 치료하는 신기원이 열렸다. 20세기에는 플라스틱의 출현으로 의치가 한결 보기 좋아졌다. 이처럼 틀니는 여러 과정을 통해 발달해 왔다. 그러나 제대로 관리하지 않으면 구내염이 생길 수 있다. 음식을 먹은 후에는 틀니를 빼서 닦아줘야 한다. 닦을 때도 틀니 전용 칫솔에 전용세제를 묻혀서 닦아야 하지만 비눗물로 닦아도 문제는 없다. 단 치약으로 닦으면 틀니가 빨리 닳아버릴 수 있으므로 피하는 것이 좋다. 밤에 잘 때는 잇몸도 쉬어야 하므로 빼서 물에 담궈 두었다가 아침에 끼는 것이 원칙이다. 하지만 잘 때 호흡곤란을 느끼는 사람이라면 착용해야 한다.

직장인의 점심시간 풍경은 비슷비슷하다. 막 식사를 끝내고 담배 한 개비를 피워 물거나 자판기 커피 한 잔을 마시면서 가벼운 이야기를 나눈다. 그리고 일부는 업무가 시작되기 전 칫솔질을 하러 화장실로 향한다. 화장실에서 누군가는 농담을 섞어 가면서 볼일을 보고 또 다른 누군가는 이를 닦고 또 다른 나이 많은 사람은 세면대 한쪽에서 뭔가를 빼서 열심히 닦는다. 우스운 이야기지만 매일 연출되는 점심시간 풍경이다. 자신이 틀니를 하고 있다고 굳이 말하지 않더라도 직장 동료들은 은연 중에 그 사실을 알게 된다. 틀니 세척과정을 매일같이 본 탓이다. 스웨텐에서는 완전틀니가 사라진 지 이미 오래고 장애자올림픽에 틀니 착용자를 넣자는 이야기까지 나온다. 그럼에도 불구하고 틀니는 명실공히 대체 치아로서의 역할을 톡톡히 해왔고 지금도 하고 있다. 수많은 직장인들이 부분적이나마 틀니를 착용하고 열심히 생업에 전념하는 것이 그 사실을 입증하고 있다.

인류는 의학적 진보를 거듭한 덕분에 더 오래 살게 되었다. 1900년에 집계된 인류의 평균수명은 47.3세였으나 1999년 조사에 의하면 77세로 늘어났다. 100년 전 사람들의 생명을 위협하던 가장 무서운 질병은 폐렴과 결핵이었다. 6명에 1명 꼴로 이 병으로 목숨을 잃었으며 매독이나 임질 같은 성병도 많았다. 그러나 페니실린과 항생제의 개발로 이들 질병은 난치병 대열에서 벗어났다. 그 사이에 인류의 체격도 커져서 우리나라의 경우 1913년 당시 성인 남자는 평균신장 161~161cm에 55~56kg, 성인여자는 147~148cm에 45~46kg이었으나, 이제는 평균신장이 남자는 170, 여자는 160을 넘은 지 오래다. 그만큼 영양상태가 좋아졌다. 그러나 틀니라는 것이 없었다면 아무리 의학적 진보가 이루어졌더라도 평균수명 연장이나 신체 영양상태의 개선이 어려웠을 것이고, 이를 뺀다는 자체가 난치병을 부르는 최대 요인으로 자리잡았을지도 모른다.

102 ● 충치치료와 신경치료

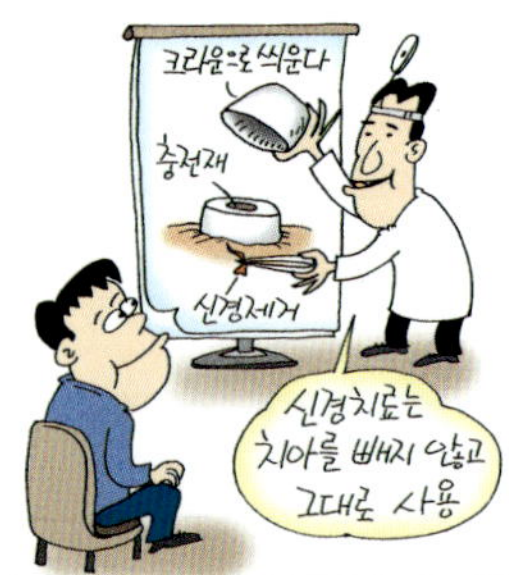

통증이 심한 치아를 빼지 않고 살리는 것이 신경치료이다. 심한 충치 등으로 치아 신경조직에 염증이 생기면 통증 때문에 숙면을 못한다. 증상을 치료하기 위해서는 염증을 제거하고 충전재를 채워 넣는 신경치료가 필요하다. 많은 사람들이 신경치료와 충치치료를 혼동하는데 신경치료와 충치치료는 근본적으로 다르다. 법랑질이나 상아질의 썩은 부위를 기계적으로 깎아내고 충전재로 채워주는 과정이 충치치료라면, 신경치료는 치아 속의 살아 있는 신경조직에 생긴 염증을 제거하는 것이다.

그러나 신경치료를 한다고 죽은 신경이 다시 살아나는 것은 아니다. 신경치료의 목적은 통증을 없애고 염증이 치아 뿌리를 싸고 있는 뼈 조직으로 확산되는 것을 막는 것이다. 궁극적으로 신경치료의 매력은 치아를 빼지 않고 그대로 사용하는 것이다.

신경조직이 건강한지 아닌지 여부는 환자 본인의 통증으로 알 수 있고, 방사선 사진을 찍어보면 정확히 확인할 수 있다. 다만 통증이 없거나 충치가 여러 개 있는 환자라면 온냉검사 등 여러 검사를 통해 판정이 가능하다.

치료를 받으면서 환자들이 많이 하는 질문 중의 하나는 신경치료를 받은 후 꼭 이를 씌워야 하느냐는 것이다. 물론 그렇지 않은 경우도 있지만 일단 문제가 심각해 신경치료를 했다면 치아를 많이 갈아낼 수밖에 없다. 그럴 경우 수분과 영양 공급이 되지 않기 때문에 치아는 썩은 나무처럼 힘이 없어 조금의 충격에도 금이 가거나 부러진다. 따라서 신경치료를 받은 치아는 크라운으로 씌워 보호해 주는 것이 바람직하다. 약을 먹어 통증이 가라앉았는데도 치료를 받아야 하느냐는 질문도 많다. 진통제를 먹으면 통증은 사라지지만 염증 확산은 막지 못한다.

치아미백술과 임플란트

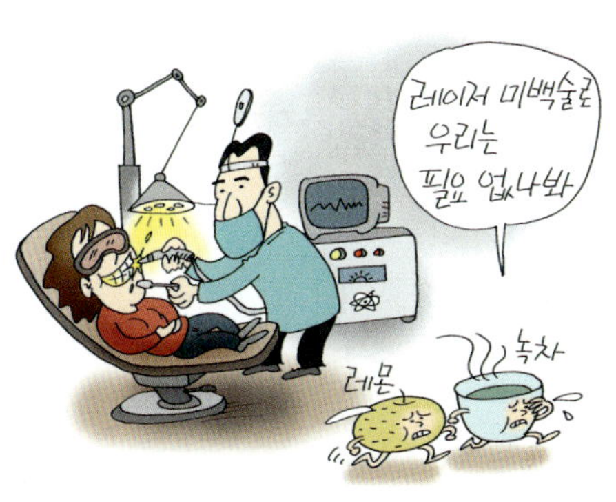

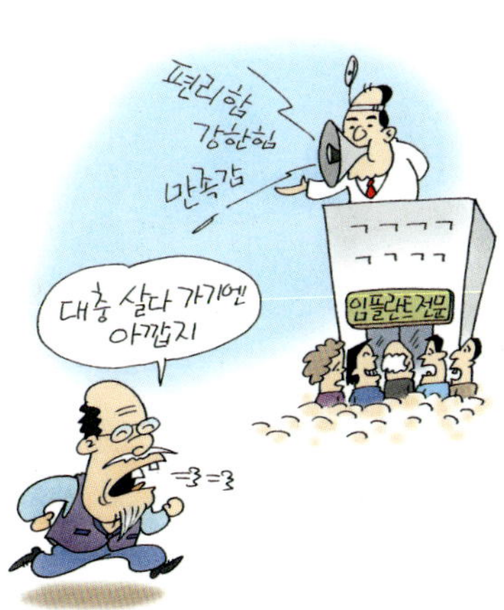

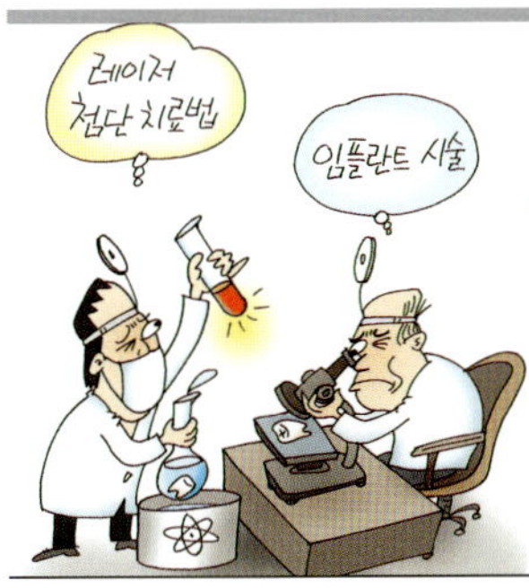

모든 외과적인 처치가 그렇듯이 치과 시술도 상당한 부작용이 따를 수 있다. 그러나 레이저는 진통과 지혈·살균효과가 뛰어나 부작용을 최소화할 수 있다. 레이저로 염증 등 각종 잇몸병을 치료하면 절개시 통증과 출혈을 80~90% 줄일 수 있고, 절개부위를 다시 꿰매지 않아도 된다. 치료 후 회복기간이 짧고 살균효과가 뛰어나 재감염도 막을 수 있다. 2시간 이상 걸리던 시술시간도 10~15분 이내로 단축되는 등 장점이 한두 가지가 아니다. 색이 변한 잇몸의 경우 레이저를 쬐어주면 간단하게 분홍빛 잇몸을 되찾을 수 있다. 과거에는 잇몸을 얇게 벗겨내거나 화학약품을 이용했으나 레이저를 이용하면 선택적으로 색소를 없앨 수 있다.

풍치로 잇몸의 뼈가 녹아 없어지면 그 자리에 뼈가 다시 생기도록 하는 잇몸 뼈 수술을 한다. 환자의 피를 뽑아 원심분리한 후 뼈가 만들어지는 데 도움이 되는 성분을 뼈 가루와 함께 이식한다. 이때 사용되는 뼈가루는 골 유도물질로서 소 뼈나 동결 건조된 사람 뼈, 혹은 본인의 다른 부위를 이용한다.

아래 윗니의 다물림을 교합이라고 하는데, 교합이 나쁘면 교정을 통해 바로잡는다. 그러나 턱뼈 성장에 이상이 있다면 교정장치로 성장을 조절하거나 턱뼈 성장이 끝나는 시점인 18~19세 때 외과 수술을 한다. 성인이 되어 교정하면 청소년기보다 기간이 오래 걸리지만 결과는 만족할 만하다.

잇몸 뼈에 인공치아를 심는 것을 임플란트라고 한다. 인공 이 뿌리는 나사모양으로 타이타늄 재질로 되어 있다. 이것을 잇몸 뼈에 박고 그 위에 금이나 세라믹 같은 생체 친화력이 좋은 재질을 덧씌운다. 과거에는 이를 하나 잃어 브리지를 할 경우, 양측의 성한 이를 갈아내야 했다. 임플란트는 이런 부담감을 없애고 시술 후에도 내 이처럼 쓸 수 있어 시술자가 늘고 있다. 시술기간은 보통 3~6개월이다. 아직까지는 다소 비싼 것이 흠이다.

104 ● 잘못 알고 있는 치과상식

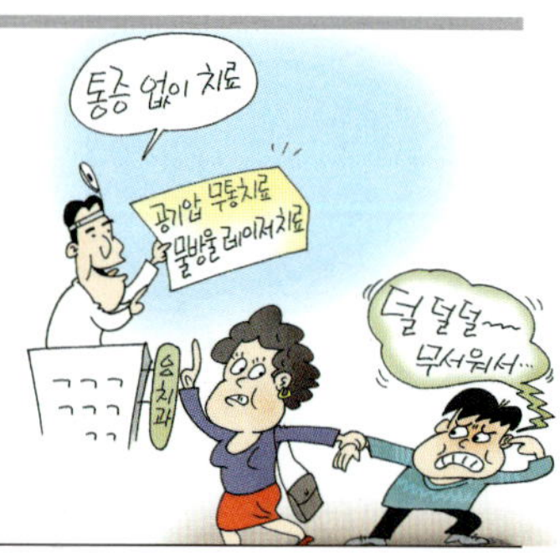

치아건강 상식 중에는 잘못된 것이 많다. 대표적인 것이 충치가 있어도 드릴 소리가 무서워 치료받기 겁난다는 생각이다. 그러나 이제는 통증을 겁낼 필요가 없다. 통증 없이 충치를 치료하는 공기 무통 치료법과 물방울 레이저 치료법이 나왔기 때문이다.

공기 무통 치료법은 공기 압력을 이용해 충치 부위를 정확하게 제거해 내는 것이다. 그리고 물방울 레이저 치료법은 레이저를 이용해 충치 부위를 없앤다. 이 두가지 방법은 충치 주변 조직에 손상을 주지 않는다. 충치가 있던 자리에는 불소 레진이라는 신 플라스틱 재질을 메워 넣는데 이것은 생체친화력이 뛰어나며 치아 색깔과도 같아 보기에 좋다. 또 불소 레진에 함유된 불소는 충치를 예방하는 효과도 있다.

일부 사람들은 껌을 씹으면 충치를 없앨 수 있다고 생각하는데 그것도 사실과 다르다. 씹는 것은 이를 튼튼하게 할 뿐만 아니라 혈액순환을 좋게 해주므로 정신건강에도 도움을 준다. 그리고 잇몸과 턱을 튼튼하게 해준다. 또 치아 사이에 붙은 음식물 찌꺼기를 닦아주므로 충치를 어느 정도 예방할 수는 있다. 그렇다고 해도 껌이 충치 치료약은 될 수 없다.

치과 치료를 받고 두통이 훨씬 덜해졌다는 사람들도 많다. 그렇다고 치과가 두통을 치료하는 곳은 아니다. 다만 두통의 원인은 여러 가지가 있는데 상당부분 치과 질환과 관련이 있는 것이 많기 때문에 치료를 받은 후 통증을 덜 느낄 수 있다. 이 속에는 미세한 신경이 있어 이것이 신체 전체에 영향을 미친다. 따라서 이나 잇몸에 문제가 있는데 신체의 다른 부위가 반응할 수 있다. 그러므로 이유 없이 귀 근처가 아프다면 치과검진을 받는 것이 좋다.

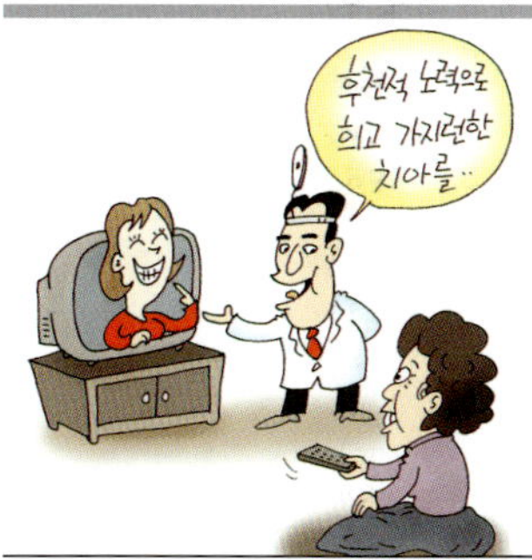

진료를 하다 보면 환자들로부터 여러 가지 질문을 받는다. 많은 질문 중의 하나가 바로 "TV에 나오는 연예인들 치아는 왜 하나같이 희고 가지런한가"라는 것이다. 많은 사람들이 희고 가지런한 치아를 부러워한다는 증거다. 그러나 연예인들의 치아가 가지런한 것은 대부분 선천적이라기보다는 후천적으로 노력을 했기 때문이다. 치아를 교정하거나 해 넣음으로써 가지런한 치아를 갖는 경우가 많다.

더러는 전동칫솔이 환자용인가 묻는 경우도 있다. 그러나 천만의 말씀이다. 몸이 불편한 환자가 전동칫솔을 많이 쓰는 것은 사실이지만 환자나 노약자를 위한 것은 아니다. 일반칫솔은 힘을 고루 주기가 어려워 이가 파이거나 지나치게 닳아 버릴 수 있지만 전동칫솔은 힘이 고르게 갈 수 있게 해준다. 잇몸 마사지 효과도 있어 잇몸병을 예방하는 이점도 있다. 이미 선진국에서는 일반인들의 전동칫솔 사용이 보편화되어 가는 추세이다.

금니는 평생 쓸 수 있는가에 대한 질문도 많다. 하지만 금니 등 보철물의 평균 수명은 7~8년이다. 어떻게 관리하느냐에 따라 더 오래 쓸 수도 있고 빨리 갈아야 하는 경우도 있다. 씌운 이에는 음식이 낄 우려가 높은 반면, 칫솔질은 어렵다. 금니의 경우 금이 닳아 작은 구멍이 생길 수 있다. 따라서 일단 입 냄새가 심해지거나 음식이 자주 끼면서 시린 증상이 있다면 치과검진을 받은 후 새로 교체하는 것이 좋다. 이상이 생긴 보철물을 그대로 두면 이를 뽑아야 하는 경우가 생긴다.

음식이 잘 끼는 원인은 여러 가지가 있다. 20대까지는 주로 충치가 원인이지만 30대 이후에는 잇몸에 이상이 있는 경우가 많다. 이쑤시개를 자주 사용하는 사람은 치아 사이에 틈이 생겨 음식이 더 잘 낀다. 치아 모양 자체가 너무 뾰족해서 음식이 잘 낀다면 모양을 좀 평평하게 다듬어 주면 된다. 덴탈 플로스를 이용해 치아 사이를 청소해 주면 한층 청결한 입 안을 유지할 수 있다.

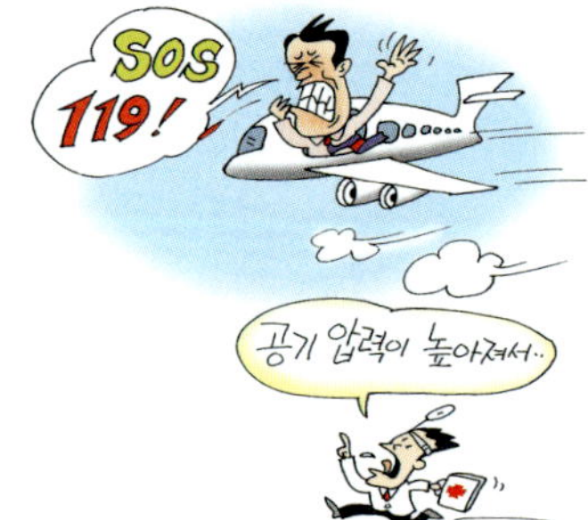

비행기를 타면 치통이 오는데 무슨 이유냐고 질문하는 사람들이 가끔 있다. 이유는 간단하다. 비행기를 타거나 스쿠버다이빙을 하면 공기압력이나 수압이 높아져 아픈 치아 부위가 더 아플 수 있다. 장거리 여행을 많이 하는 사람이라면 꼭 치아를 치료한 후 여행을 떠나는 것이 바람직하다. 혹시라도 이민을 계획하고 있는 경우라면 더 그렇다. 그런 가족들은 치료를 받고 떠나는 것이 경제적이다. 미국의 경우 치과 치료비가 한국보다 10배 정도 비싸고 건강보험 부담도 보통이 아니다. 젖니의 충치는 간니가 나므로 내버려둬도 괜찮지 않느냐고 묻는 사람들도 있다. 그러나 그것은 위험천만의 말씀이다. 젖니 충치를 그대로 내버려두면 나중에 영구치가 제자리를 잡지 못하고 울퉁불퉁하게 나거나 덧니가 될 수 있다. 이가 나기 시작하는 시점부터 꾸준히 관리하지 않으면 나중에 후회한다. 젖니라고 소홀히 하면 안 된다는 말이다.

은색을 띠는 아말감이 몸에 해로운가 여부도 관심거리다. 아말감은 싼 장점이 있어 아직도 치과에서 많이 쓰인다. 그러나 수은이 20% 정도 함유되어 있다. 해롭다고 구체적으로 입증된 것은 없지만 가급적 사용하지 않는 것이 좋을 듯 하다.

부모가 담배를 피우면 아이의 이가 늦게 나는지에 대한 질문도 받는다. 담배는 자신뿐만 아니라 주변 사람들에게도 영향을 미친다. 특히 어린이의 경우 성장발육에 지장을 받는다. 집안에 담배를 피우는 사람이 있으면 이가 늦게 난다는 사실은 이미 임상연구 결과로 입증된 바 있다.

사랑니를 꼭 뽑아야 하느냐는 질문도 많다. 반드시 뽑아야 하는 것은 아니다. 사랑니를 잘 보존해 두었다가 다른 부위의 이가 빠질 경우 옮겨 심기도 한다. 그러나 사랑니가 제대로 나지 않은 경우에는 뽑는 것이 바람직하다. 일단 썩은 후에는 옆의 치아까지 썩을 확률이 높다. 때문에 이런 경우에는 가급적 뽑기를 권한다.

치아는 에나멜질, 상아질, 시멘트질, 치수 등으로 구성되어 있다. 치수가 안쪽에 있고, 시멘트질–상아질–에나멜질 순이다. 제일 표면에 있는 에나멜질은 단단하고 석회화가 잘 되어 있는 부위이다. 단단한 정도는 6~8도인데 수정이나 황옥과 비슷할 정도로 단단하다. 상아질은 에나멜질보다 부드럽고 탄력이 있으며 시멘트질은 뼈처럼 단단하다. 이의 가장 안에 있는 치수는 90%의 물과 혈관, 신경으로 구성되어 있다. 이는 칼슘과 인, 나트륨, 칼륨, 마그네슘, 염소, 유황, 아연, 철, 불소 등 무기성분으로 이루어져 있는데 이중 가장 중요한 것은 불소이다.

불소는 에나멜질에 0.01%, 상아질에 0.02%가 함유되어 있다. 이에 들어 있는 유기성분은 주로 젤라틴, 콜라겐, 케라틴과 같은 단백질이다. 이들은 각종 성분들을 붙이는 접착제 구실을 한다. 이는 나이가 들면서 점차 석회화되므로 그만큼 정기검진이 필요하다. 그러나 우리나라 사람들은 정기검진에 대해 무관심하다. 성인의 절반 정도가 충치 등 치과질환을 앓고 있다는 것이 이를 증명한다. 평소 이를 열심히 닦아도 정기적으로 치과검진을 받아야 치과질환을 예방할 수 있다.

치의학이 발달한 요즘은 레이저가 치료에 많이 활용되고 있다. 레이저는 미국의 물리학자 찰스 타운즈 박사에 의해 개발되었다. 그 원리는 단일 파장의 빛을 특수장치로 증폭시키는 것이다. 날이 갈수록 '마법의 빛'으로 불리는 레이저의 활용범위는 더욱 넓어질 전망이다. 검어진 잇몸을 간단히 수술하는가 하면 충치를 통증 없이 치료하고 이를 새하얗게 만드는 등 활용분야가 무궁무진하다. 레이저 치료는 방법도 간단하면서 안전하다. 일부의 경우 위험성을 말하기도 하지만 치료원리를 모르기 때문에 하는 말이다. 여기에다 멸균효과가 확실하므로 후유증이나 통증이 거의 없고 치료시간도 짧다. 충치 예방효과도 있으므로 갈수록 쓰임새가 많아지는 치료법으로 각광 받고 있다.

108 ● 하얀 치아에 대한 욕망

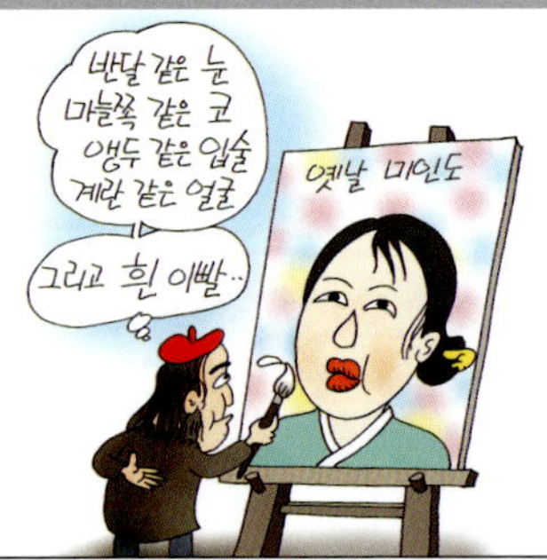

과거에는 미인의 얼굴을 표현하라고 하면 흔히 반달 같은 눈과 마늘쪽 같은 코, 앵두 같은 입술에다 계란 같은 얼굴형을 대표적인 예로 들었다. 이 모습을 상상해 보면 작고 단아한 이목구비가 그려진다.

미인의 얼굴은 관상학적으로도 좋은 운을 갖고 있다. 반달 같은 눈은 검고 길고 그윽하면서도 초롱초롱 빛난다. 깊은 눈 속에 드리운 맑고 검은 눈동자는 총명함과 적당한 센스를 내비치며, 아름다운 모양새는 부귀와 영화를 가져 온다고 했다. 마늘쪽 같은 코는 색깔이 전체적으로 깨끗하고 너무 크거나 작지 않으면서 휘거나 굽어짐이 없이 곧고 바르며, 끝 부분은 도톰한 모양새를 하고 있다. 앵두 같은 입술은 작고 도톰하면서도 꼭 다물어져 있고 빛깔은 선명하게 붉다.

꼭 다문 입 속에 들어 있는 치아는 깨끗하고 흰색을 띠어야 하는 것으로 되어 있다. 옛 고사성어에도 단순호치(丹脣皓齒), 즉 붉은 입술에 흰 치아를 갖추어야 미인이 될 수 있다고 했다. 문화적인 전성기를 누렸던 로마시대에는 치아표백을 위해 무화과 열매를 태워 가루를 낸 뒤 꿀과 감송향을 섞어 발랐다는 기록도 있다. 그만큼 흰 치아는 미인이 갖추어야 할 조건처럼 인식됐다.

요즘도 크게 다르지는 않다. 미인의 조건 가운데 흰 치아가 차지하는 비중은 갈수록 커지고 있다. 정형화된 얼굴이 많은 시대에, 잘 생긴 이목구비만으로는 더 이상 '아름답다' 라는 말을 듣기가 어렵다.

일부 민간에서는 흰 이를 만들기 위해 레몬즙이나 베이킹 소다로 문지르기도 하는데 이런 방법은 일시적인 미백효과를 나타낼 수 있을지는 몰라도 오래 지속시킬 수 없고, 다른 부작용을 부를 수도 있다는 사실을 명심할 필요가 있다. 문제가 있다면 전문의의 상담을 받는 것이 바람직하다.

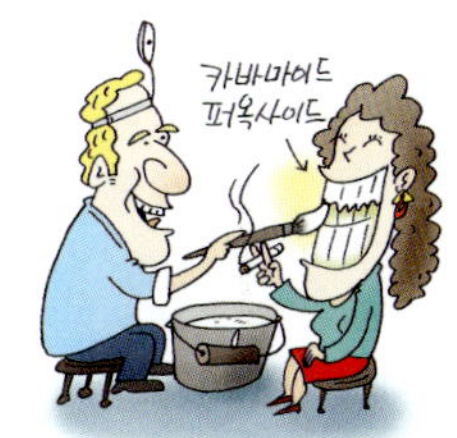

다른 사람들과 말을 할 때 첫인상을 결정짓는 요소로 여러 가지를 꼽을 수 있지만, 그 중에서 빼놓을 수 없는 것이 치아이다. 가지런한 치아와 그렇지 않은 치아는 첫 인상에 영향을 미치기에 충분하다.

그러나 아무리 치아가 가지런하다고 하더라도 색깔이 변해 있다면 또 다른 마이너스 요인으로 작용할 수밖에 없다. 그런 점에서 치아미백술은 오랫동안 음식물을 섭취하거나 약물로 변색된 치아를 원래의 색으로 회복시키는 방법이다.

치아가 지나치게 누렇거나 검게 변하는 것은 오랫동안 사용한 것도 원인이겠지만 그렇지 않은 경우도 많다. 예를 들면 수십 년간 담배를 피운 사람이라면 치아를 하얗게 유지할 수 없다. 그런 점에서 평소 좋지 않은 식습관이나 기호는 치아의 변색 여부를 결정짓는 중요한 요소라고 할 수 있다.

특히 담배는 치아변색을 유도하는 가장 큰 요인이다. 십수 년간 담배를 피운 사람의 치아는 대부분 심하게 변색되어 있다. 약물에 의한 변색도 빼놓을 수 없다.

치아미백술의 출발점은 치아의 건강을 해치지 않으면서 원래의 색으로 돌려놓는 것이다. 아무리 치아를 하얗게 할 수 있어도 치아건강에 치명적인 영향을 미치는 것은 바람직하지도 않고, 그렇게 해서도 안 된다.

치아를 희게 하려는 노력은 사실 100여 년 전부터 시도되어 왔다. 그러나 실제 치아미백술이 본격적으로 시작된 것은 얼마되지 않는다. 최근 사용되고 있는 미백제는 1960년대 미국의 치과의사가 환자를 치료하는 과정에서 잇몸질환의 치료에 사용되는 카바마이드 퍼옥사이드(Carbamide Peroxide)가 치아를 희게 한다는 사실을 우연히 발견, 개발한 것이다.

110 ● 레이저 미백술

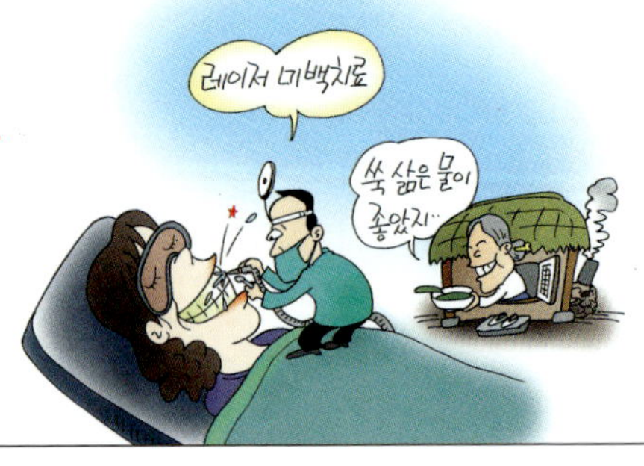

조선시대 대표적인 화가 신윤복의 〈미인도〉뿐만 아니라 생존하는 화가들의 〈미인도〉를 보면 단아한 미를 추구하고 있다는 공통점을 발견할 수 있다. 그림 속의 여인들은 절대 입을 벌려 치아를 노출하지 않는다. 이는 여성의 입을 성적 상징으로 여겼기 때문이다.

여성의 입술 속에 감춰진 하얀 이는 성적 매력의 포인트였다. 특히 치약을 비롯한 구강제품과 치의학이 발달하지 못한 옛날에는 하얀 이를 가진 여성이 드물었기 때문에 하얀 이는 미인의 기본조건이며 순결의 상징으로 여겼다.

반대로 남성들은 사랑하는 여인과 헤어질 때 사랑의 정표로 이를 뽑아주는 발치 풍습이 있었다. 〈배비장전〉에 보면 애랑이 떠나가는 배비장에게 "분벽사창에 마주 앉아 서로 보고 당싯당싯 웃으시던 앞니 하나 빼어 주시오"라는 대목이 나온다. 과거 이름난 평양기생 치마 앞섶에는 남정네들이 떠나며 빼주고 간 이가 한 줌씩 들어 있었다는 이야기도 전해진다.

옛날 여성들은 흰 치아를 갖기 위해 쑥을 삶은 물로 입 안을 헹구거나 검지손가락으로 혹독한 양치질을 하기도 했다. 이가 누럴 경우 제대로 말을 하지 못하거나 웃지도 못해 자신의 재능이나 매력을 충분히 발휘하지 못했기 때문이다.

요즘도 누구나 백옥처럼 하얀 치아를 갖길 원한다. 하지만 시간이 지날수록 정도의 차이는 있지만 제대로 양치질을 해도 변색은 막을 수 없다.

그러나 요즘은 의술이 발달해 걱정할 필요가 없다. 레이저 미백치료가 있기 때문이다. 알곤 레이저를 이용해 이에 달라 붙은 착색물을 녹여 내리는 이 치료는 40분~1시간 이내 끝난다. 증상에 따라 차이는 있지만 그다지 심하지 않다면 한 번 시술만으로도 반 영구적으로 백옥 같은 치아를 유지할 수 있어 탈색으로 잃어버린 매력을 찾아주는 시술법으로 평가받고 있다.

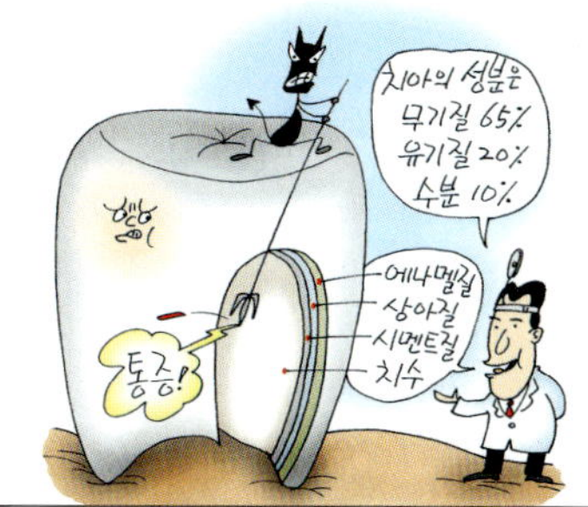

현대는 외모에 대한 관심이 무척 증가하고 있다. 많은 이들이 육체적 건강과 아름다움을 위해 헬스클럽에서 운동을 하거나 성형수술을 받기도 한다. 더불어 하얗고 가지런한 치아에 대한 욕구도 날로 증가하고 있다. 이렇듯 하얀 치아를 갖기 위해서는 어릴 때부터 치아관리를 잘 해주어야 하지만, 선천적 혹은 후천적으로 치아의 색이 누렇거나, 커피나 콜라 같은 음식물, 흡연, 외상 등의 이유로 변색된 치아의 색을 원래의 하얀 치아로 만들어 주는 것이 치아 미백치료이다.

미백치료술은 이미 2,000년 전 고대 로마에서 시술되었는데 이때는 사람의 오줌으로 칫솔질을 했다는 기록이 있고, 18세기에는 Hydrogen peroxide와 Ether를 전기와 함께 사용하여 미백 효과를 거두었다는 기록이 있다.

현대에 많이 쓰이는 미백치료제는 Sodium perborate나 hydrogen peroxide 또는 Carbamide peroxide 등을 주 성분으로 한다. 기존에는 환자에게 마우스 리테이너를 만들어 주고 칫솔질을 한 후 마우스 리테이너에 미백치료제를 풀어 30분 동안 입에 물게 해서 미백 효과를 거두었는데, 이러한 시술 방식은 수 개월씩 걸리므로 환자들이 중도에서 대부분 포기한다. 또 치과에서 의사가 직접 농축된 미백치료제로 시술하는 방법이 있는데, 이 또한 여러 번 병원에 가야 하는 번거로움이 있다. 레이저 미백은 효과는 좋지만 치아 하나씩 레이저 광을 쪼여야 하므로 시술시간이 길고, 고가의 장비로 인해 치료비 또한 비싼 것이 단점이었다.

하지만 최근 신 광학기술을 도입한 새로운 미백전용 시스템인 LED미백치료기는 짧은 시간 안에 통증이나 불편함 없이 미백치료를 할 수 있으며 미백 효과가 뛰어나다. 시술 방법은 우선 잇몸을 잘 보호한 후 미백치료제를 치아에 고르게 바르고 LED미백치료기의 84개의 백색LED에서 뿜어져 나오는 광 에너지를 미백치료제에 쪼여 치아 착색물을 제거하는 방식이다. 여러 개의 백색LED에서 고르게 나오는 광 에너지는 치아 얼룩현상을 최대한 줄여주며 이때 사용되는 White LED는 열 발생이 없어 잇몸에 손상을 주지 않으므로 미백 중 또는 후에 시린 증상이 거의 없다.

이 시스템은 청담동 미프로치과에서 국내 최초로 도입하여 사용하고 있다. 이 시술은 2003년부터 미국FDA의 안전성,유효성 검사를 받아 미국 등 선진국에서 널리 시술되고 있으며, 이 시술의 장점은 한 번의 시술로 미백효과를 최대한 볼 수 있고, 시술시간(약 30분 정도 소요)의 단축으로 환자의 불편함을 크게 줄였으며, 시술비용 또한 많이 저렴하며, 시술 후 부작용이 거의 없어 무해하고 한 번의 시술로 희고 아름다운 치아를 만들 수 있다는 점이다.

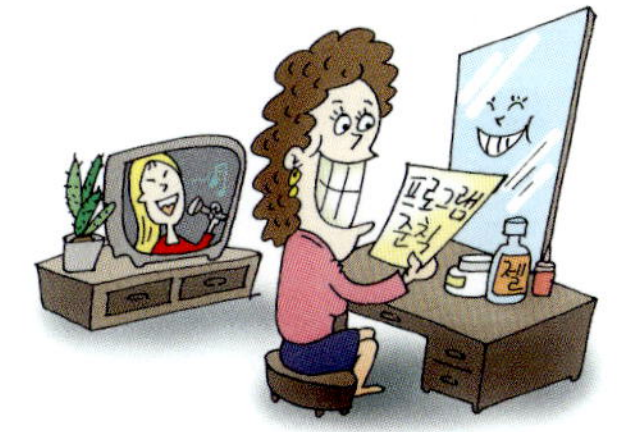

다른 분야도 그렇듯이 치아 미백치료기술은 그 동안 많은 시행착오를 거쳐 오늘에 이르게 됐다. 물론 치료를 하는 데 한계가 있는 부분도 있지만 원래 치아는 문제가 없었는데 살아오는 과정에서 흡연이나 특정 음식물, 약물 등으로 인한 변색이라면 대부분 확실한 치료효과를 볼 수 있다.

효과는 물론 안전성도 갖추었다. 지금까지 시행한 임상결과를 보면 치아가 전체적으로 누렇거나 갈색으로 변했을 때 가장 효과가 좋았다. 따라서 치아의 색깔 때문에 콤플렉스를 느끼고 있는 사람이라면 진단을 받은 후에 치료를 고려해 보는 것도 좋다.

치아미백술의 안전성과 효과가 입증돼 처음 본격적으로 시술할 때는 연예인이나 교사, 스튜어디스, 영업직 등 비교적 대인관계가 많은 사람들이 주류를 이루었다. 하지만 지금은 효과와 안전성이 입증되었기 때문에 일반인들도 많은 관심을 보이고 있다.

치아미백술은 치과 전문의의 진단과 처방에 따라 진행된다. 이 과정에서 무엇보다 중요한 것은 환자 스스로 집에서 실시하는 프로그램의 준칙을 따르는 것이다. 환자의 구강구조에 맞도록 만든 틀에 미백용 젤을 주입하고 구강 내에 장착하면 카바마이드 퍼옥사이드가 분해되면서 산소를 방출하는데 이 산소가 법랑질과 상아질 안으로 침투된 착색물질을 표백하게 된다.

환자에 따라 차이가 있지만 이러한 미백술은 하루 2시간 이상 장치를 착용하는 것이 바람직하다. 더러는 효과를 느낌으로 바로 아는 사람도 있지만 대체로 치료를 시작한 지 1주일 후부터 나타나기 시작한다. 치료기간 역시 정도에 따라 차이가 있지만 보통 3~4주 정도라고 생각하면 무난하다. 이러한 과정에서 3회 전후로 치과를 방문해 이상 여부나 추가진찰에 대한 진단을 받아야 한다.

113 ● 심미수복 치료

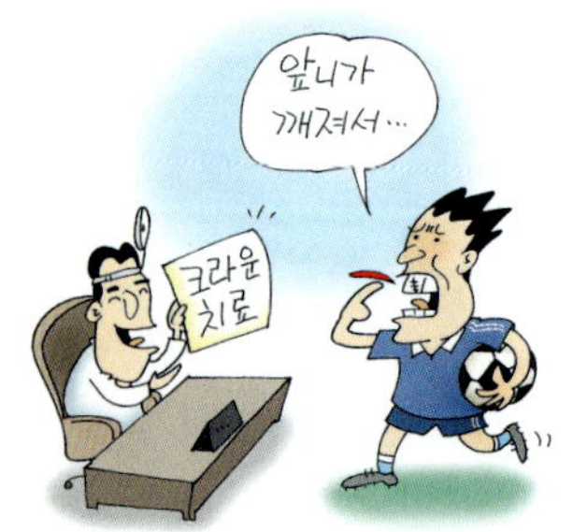

심미수복에는 △레진치료 △치아색 인레이 △라미네이트 △전부 도재관(크라운) 치료 등이 있다. 레진 치료는 앞니에 충치가 생겼거나 이가 깨졌을 때 흔히 치아와 같은 색으로 때우는 것을 말하는데 이때 사용되는 재료가 레진이다. 십여 년 전까지만 해도 레진의 종류는 그다지 많지 않았다. 하지만 최근에는 치아와 같은 색을 띠면서 원하는 모양을 다양하게 만들 수 있는 우수한 재료가 많이 개발돼 잘 선택하면 만족할 만한 치료효과를 얻을 수 있다. 특히 재료의 기능성, 특히 강도도 많이 보강되었기 때문에 어금니 손상부분이나 충치 치료에도 선택적으로 사용할 수 있다.

과거에는 씹는 힘이 강한 어금니의 충치 치료는 금속으로 된 재료를 주로 사용했다. 하지만 기능적인 측면뿐만 아니라 미적인 측면이 중요하게 부각됨에 따라 외형상 어금니도 치아와 같은 색으로 수복할 수 있다. 어금니 손상부위가 작다면 직접 레진치료도 가능하지만 손상부위가 넓다면 치아색 인레이를 검토할 수 있다.

라미네이트는 앞니 모양이 좋지 않을 때 활용할 수 있는 방법이다. 손톱 정도 두께를 가진 얇은 도재 껍질을 치아 표면에 부착시켜 모양, 크기, 색을 바꾼다. 재료는 치과용 세라믹으로 일종의 도자기 종류라고 생각하면 이해가 쉽다. 해부학적으로 기형인 앞니 모양을 수정하거나 치아 바깥층에 선천적 질환이 있을 때, 앞니 사이가 벌어졌을 때 적당하다. 또 앞니가 깨졌거나 미백치료를 받아도 확실한 효과를 기대할 수 없을 때도 적용할 수 있다.

크라운 치료는 치아를 전부 씌워서 치료할 필요가 있을 때 사용하며, 주로 송곳니 앞쪽 치아 수복에 적용한다.

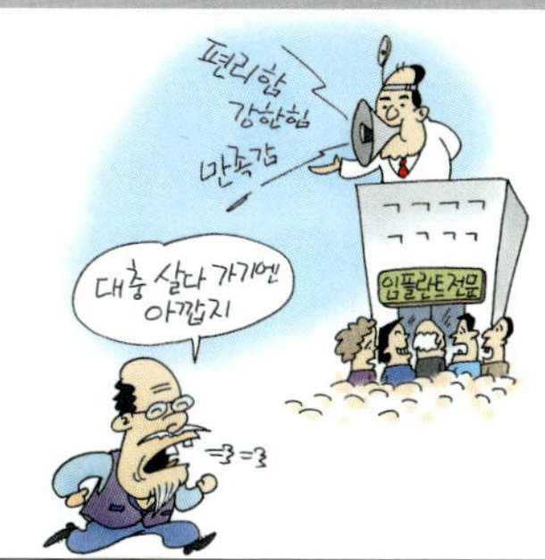

임플란트에 대해 많은 환자들은 시술 후 뛰어난 편리성에도 불구하고 시간이 많이 걸린다는 점과 시술비용이 상대적으로 비싸다는 현실론에 부딪쳐 주저하기도 한다. 여기에다 잇몸 뼈에 이물질을 박는다는 것에 대해 거부감을 갖는 사람들도 적지 않다.

그러나 증상에 따라 만족감의 차이는 있겠지만 임플란트는 어느 보철물보다 시술 후에 편리하고 높은 만족도를 나타내는 시술법이다. 아주 드물게는 원활한 치료를 위해 입원이 필요한 경우도 있다. 하지만 대부분 외래진료로 진행을 할 수 있다.

임플란트는 먼저 잇몸 뼈에 임플란트를 세우는 것으로 시작된다. 물론 그 전에 잇몸에 생긴 염증 등 관련 질환에 대해 충분히 치료를 받아야 한다. 잇몸질환이 있는 상태에서는 원활한 시술을 할 수 없다.

구조물을 세운 후에는 어느 정도 시간이 흘러야 한다. 임플란트가 잇몸 뼈에 단단히 부착되어야 하기 때문이다. 임플란트가 잇몸 뼈에 부착되기 위해서는 보통 3~6개월의 시간이 흘러야 한다.

적당한 시간이 흐른 후에는 임플란트 위에 인공치아를 만들어 씌운다. 이러한 과정이 끝나면 모든 치료가 사실상 종료된다. 다만 앞으로 오랫동안, 그리고 원활하게 사용하기 위해서는 치과를 몇 번 방문해 이상 여부를 체크 받는 것이 좋다.

10여 년 전까지만 해도 임플란트는 그다지 많이 시술되지 않았다. 그러나 최근 들어서는 급속도로 확산되는 양상이다. 이처럼 임플란트 시술이 늘어나고 있는 것은 임플란트를 시술할 수 있는 전문의가 많지 않았던 탓도 있겠지만 무엇보다 시술 자체에 대한 환자들의 신뢰감이 그만큼 커졌다는 것으로 풀이된다. 특히 나이와 상관없이 받을 수 있다는 것은 큰 매력이라고 하지 않을 수 없다.

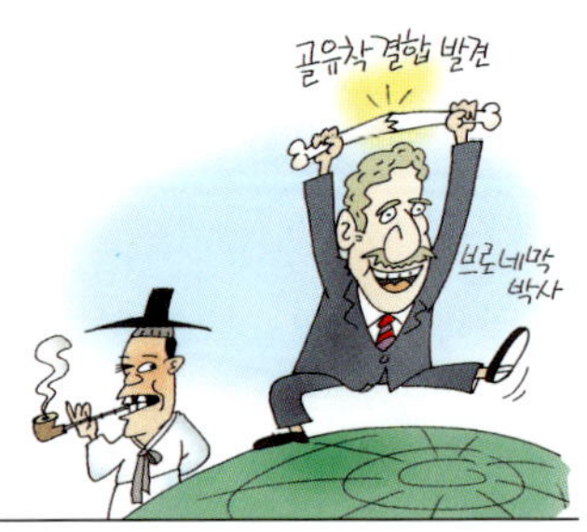

우리나라의 경우 20~30년 전만 해도 치아가 빠지면 치료를 받지 않고 빠진 채로 생활을 하는 사람들이 많았다. 시장에 나가보면 이가 빠진 사람을 보는 것이 어렵지 않았다. 그러나 최근에는 경제성장과 건강에 대한 관심으로 치아를 상실한 상태로 지내는 사람들은 드물다.

물론 여기에는 다양한 치료법의 개발도 한몫을 한 것으로 보인다. 임플란트만 하더라도 치아를 상실했을 경우 대체할 수 있는 대표적인 치료법이다. 사실 임플란트가 국내에 본격적으로 보급되기 시작한 것은 얼마 되지 않는다.

10여 년 전부터 본격적으로 보급되기 시작, 이젠 상당수 전문의들이 임플란트 시술을 하고 있다. 임플란트는 상실된 치아를 대신해 티타늄으로 만들어진 인공 치근 수술을 통해 특정 물질을 치조골에 삽입한 후 위쪽을 치아 모양으로 덮어주는 시술법이다.

이 치료법이 나오기 전에는 한 개의 치아를 상실했더라도 좌우 정상치아를 갈아 덮어씌우는 치료를 해왔다. 그러나 임플란트는 정상치아를 손상시키지 않아도 되고, 씹는 힘 역시 강하기 때문에 각광을 받고 있다.

이 치료법이 국내에 본격적으로 보급되기 시작한 것이 얼마되지 않았다고 해서 역사가 짧지는 않다. 고대 이집트 사람들은 치아를 상실하면 그곳에 돌이나 철을 심어 치료를 시도했다. 고대 마야문명에서도 조개 껍질로 치아기능을 대신하려는 시도가 있었다. 그리고 1800~1900년대 초에는 동물의 뼈나 상아 등을 이용해 복원하려는 노력을 해왔다.

그러나 현대식 임플란트의 시조는 1965년 브로네막 임플란트 시스템이라고 할 수 있다. 이 시스템은 1950년대 부로네막 박사가 골유착 결합이라는 현상을 발견한 것이 결정적인 계기가 되었다.

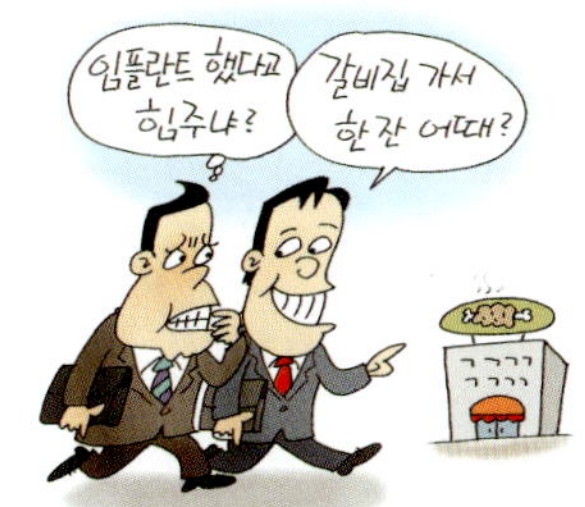

치아라는 것은 평소에는 소중함을 잘 느끼지 못한다. 그런데 어느날 갑자기 통증이 오거나 또 다른 이상증상이 나타나면 그때부터는 인간의 존엄성을 잃을 만큼 고통을 받는다. 물론 이가 없으면 잇몸으로 산다는 말도 있지만, 사실 잇몸으로 생활하려면 치아상실 이상의 고통을 감내해야 한다.

틀니의 경우 남아 있는 몇몇 치아나 잇몸으로 착용과 제거가 가능하지만 씹는 힘이 매우 약하기 때문에 평소 선택할 수 있는 음식도 제한적일 수밖에 없다. 그런 점에서 인공치아인 임플란트는 '잇몸으로만 살아가지 않아도 되는' 삶의 단초를 제공한다고 할 수 있다.

한두 개 치아 상실이 무엇이 그렇게 대수냐고 할 수 있지만 치아는 하나만 상실해도 안면구조가 변해 자연스런 미소를 잃게 된다. 스스로 느끼는 불편뿐만 아니라 다른 사람들에게 좋지 않은 인상을 주는 것은 물론이다.

더구나 치아를 상실한 후 오랫동안 관리를 하지 않으면 그것을 지탱해주던 치조골이 녹아 구조물을 세우는 데도 애를 먹는다. 따라서 치아를 상실하면 바로 복원을 해주는 것이 바람직하다.

그런 점에서 임플란트는 의치에 적응을 하지 못하거나 거부감을 갖고 있는 사람들이 선택할 수 있는 대안이기도 하다. 의치를 착용하는 많은 사람들은 고통 없이 편안하게 먹을 수 있는 그 무엇인가에 대한 욕구가 강하기 때문이다.

의치에 대해 부정적인 감정을 갖고 있는 사람들도 많다. 의치 자체가 노인 내지는 젊음 상실로 반추되기 때문이다. 의치를 착용하면서 구강 내 이물감 · 과민반응으로 고통을 겪는 경우도 마찬가지다. 임플란트의 주관심 대상은 매우 넓다.

117 ● 임플란트(3)

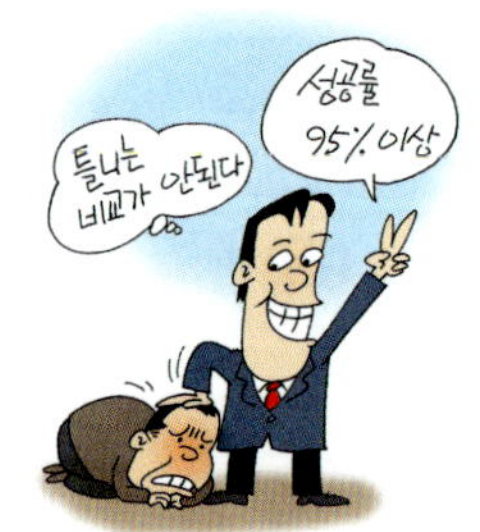

임플란트는 틀니에 비해 미관상 비교할 수 없을 정도의 차이가 나고, 평소 사용하는 데 불편도 없다. 어쩌면 같은 기준에서 비교한다는 것 자체가 맞지 않는지도 모른다. 그러나 임플란트라고 해서 100% 성공하는 것은 아니다.

시술시 경험 많은 전문의를 선택하는 것은 기본적인 사항이다. 다만 모든 치료가 그렇듯 치료를 하는 과정에서 다소의 문제가 발생할 수도 있다. 임플란트의 전체적인 성공률은(여기서 말하는 성공률이란 10년 정도 후를 말한다) 95% 이상이다. 이는 다른 치료에 비해 엄청나게 성공률이 높은 것이다.

또 어떤 이유로든 실패를 했다면 바로 고치면 된다. 임플란트를 제거한 후 다시 심으면 된다. 대부분의 경우 이를 뺀 다음 2~4개월이 흐른 후 임플란트를 심는다. 하지만 치아와 치아 사이의 잇몸과 치조골을 보호하기 위해 바로 심는 경우도 있다. 이러한 경우에는 보철물 아래로 잇몸에 심은 임플란트가 보일 수도 있으므로 다양한 가능성에 대해 대비를 해야 한다.

임플란트를 시술 받은 후에도 조심해야 하는 것이 있다. 어떤 사람들은 자연치아가 아니기 때문에 치석 염려를 할 필요가 없다고 생각하는데 그것은 잘못된 것이다. 임플란트도 치아를 잘 닦지 않고 관리하지 않으면 플라그가 생겨 잇몸에 염증을 유발한다.

어떤 칫솔을 선택할 것인가도 관심거리인데 평소 사용하던 칫솔을 사용하면 된다. 다만 상당수 전문의들은 잇몸병을 예방하기 위해서는 진동과 회전을 이용한 칫솔질이 좋을 것으로 보고 있다. 치간칫솔도 적절히 사용하면 치아 사이 플라그를 효과적으로 없앨 수 있으므로 관심을 가지는 것이 바람직하다. 평소 잘 관리를 한다고 해서 병원을 멀리해서는 안 된다. 3개월이나 6개월 주기로 이상 여부를 체크한다.

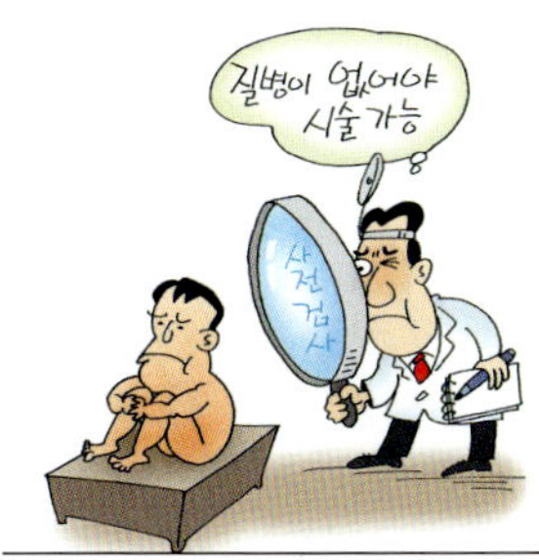

임플란트는 다른 치료보다 시간도 많이 걸리지만 치료과정 역시 그다지 간단하다고는 할 수 없다. 물론 의사 입장에서는 이정도의 과정은 별 것 아니라고 할 수 있지만 환자의 시각에서는 다소 부담을 느끼는 것도 사실이다. 하지만 다른 것과는 비교할 수 없는 장점이 많다는 것에 임플란트의 가치가 있는 것이다.

우선 임플란트를 하기 위해서는 치료를 받을 수 있는지 검사를 해야 하고, 가능하다고 판단되면 치료계획을 수립해야 한다. 그 후 임플란트를 잇몸에 넣는 식립수술을 하고 골의 치유 및 임플란트가 잘 붙을 수 있도록 일정기간 기다려야 한다. 보통 3~6개월이 필요한데 아래턱보다는 위턱 치료에 시간이 더 많이 걸린다.

그 기간이 지난 뒤 잇몸수술이 필요할 때도 있고 그렇지 않은 경우도 있다. 잇몸을 치료해야 한다면 2~4주 정도 기다려야 한다. 그 후 지대주를 연결하고 정상적인 치아와 비슷한 치관을 덮어 씌우는 것으로 마무리 짓는다.

임플란트를 시술받을 때 사전검사를 지나치게 간단하게 생각하는 사람들도 많은데 절대 그렇지 않다. 사전검사를 철저히 해야 만족할 만한 치료효과를 기대할 수 있고, 기간도 최대한 단축시킬 수 있다.

예를 들면 심한 고혈압이나 심혈관 질환 등 순환기 계통의 질환이 있는 환자는 수술과정에서 뜻하지 않은 상황이 발생할 수 있다. 그리고 혈액성 질환이나 만성 간장질환 등과 같은 질병은 수술 후 지혈장애나 감염에 의한 치유장애 등 후유증이 나타날 수 있다. 때문에 시술 전에 반드시 확인을 해야 한다.

당뇨병이나 결핵이 있다면 인공치근과 잇몸 뼈의 결합과정에 악영향을 미칠 수 있다.

119 • 임플란트(5)

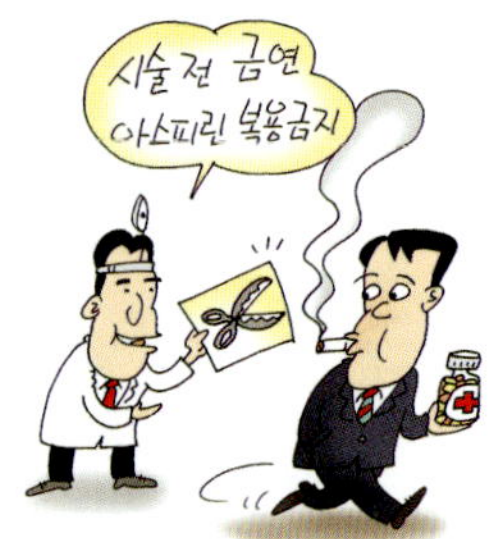

수술 전에 고려해야 하는 점으로는 평소 복용하던 약에 대한 조절이다. 예를 들면 최근 들어서는 혈전 예방 등을 위해 아스피린을 복용하는 사람들이 많은데, 이런 환자들은 수술 전 7~10일 이상 약 복용을 금지해야 한다. 심혈관 질환을 앓고 있는 환자 상당수가 아스피린을 복용하고 있다는 점에서 이런 환자들은 스스로 어떤 약을 복용하고 있는지 의사에게 우선적으로 얘기를 하는 것이 바람직하다. 아스피린 외에 다른 약을 상복하는 경우에도 전문의와 상의를 해서 부작용을 최대한 막아야 한다.

당뇨병이나 고혈압 등을 앓고 있는 환자는 특별한 경우를 제외하고는 식사나 약을 조절할 필요가 없다. 다만 치료약은 아니라도 항상 흡연을 하는 애연가는 담배를 끊어야 한다. 흡연은 수술 및 치료과정에서 상처가 잘 아물지 않게 하거나 예상할 수 없는 후유증을 부르는 요인으로 작용한다. 상당수 전문의들이 수술 후 일정기간 금연을 강조하는 것은 흡연으로 인한 해악이 그만큼 크기 때문이라고 이해하면 된다.

간혹 감염 등을 지나치게 염려하는 환자들은 치료장비에도 의문을 갖는데 수술실의 장비는 시스템에 의해 소독을 하고 있기 때문에 신경을 쓰지 않아도 된다. 수술 전 환자의 얼굴도 소독이 필요하다. 따라서 수술 전 손으로 얼굴을 만지거나 시구를 손에 대면 세균에 오염될 수 있으므로 주의해야 한다. 수술 후 환자는 잇몸 출혈에 신경을 쓴다. 출혈은 수술부위 자극으로 생기는 불기피한 결과이다. 그러나 대부분 지혈되기 때문에 지나치게 염려하지 않아도 된다.

수술부위를 자극하지 않기 위해서는 며칠 동안 미음이나 죽을 먹는 것이 좋다. 딱딱하거나 질긴 음식은 수술부위를 자극해 빨리 아물지 않게 하거나 염증을 유발할 수 있다.

임플란트는 시술을 원한다고 바로 잇몸에 장착할 수 있는 것이 아니다. 사전검사를 해야 하는데 이를 얼마나 충실히 하느냐에 따라 시술 후 만족도를 높일 수 있다. 시술 전에 확인해야 하는 것으로는 우선 구강 내 검사가 있다.

인공치아가 이식될 부위의 각질화된 점막의 양과 두께가 어느 정도인지 정확한 파악을 해야 한다. 해당 치아뿐만 아니라 바로 옆 인접치아 상태가 어떤지도 확인하는 것이 바람직하다. 이 과정에서 인공치아가 이식될 곳의 치조골 상태도 마찬가지로 확인해야 한다.

만약 이식이 필요한 곳의 치조골 상태가 좋지 않다면 시술과정에서 각별한 주의를 해야 한다. 많이 발생하는 것은 아니지만 치조골의 상태가 좋지 않으면 부러질 수도 있고, 임플란트를 심은 후 고정되기까지 더 많은 시간이 소요되는 경우도 있다.

교합기로 위아래 턱의 상태를 확인하는 것도 필요하다. 턱의 정확한 위치를 파악하고, 이식 후 가상의 상황을 교합기 상에서 사전점검을 한다. 방사선 검사도 병행한다. 시술할 부위 뼈의 상태는 어떤지, 신경과 혈관의 위치는 어디인지, 그리고 해부학적 측면에서 주의해야 할 것은 없는지 종합적으로 판단한다.

좀 더 정확성을 기하기 위해서는 컴퓨터단층촬영을 하고 그 자료를 바탕으로 3차원 컴퓨터 영상으로 전환한 후 잇몸 뼈를 3차원 모델로 만든다. 컴퓨터단층촬영장치가 나오기 전에는 모형과 방사선 사진만을 이용했는데 이럴 경우에는 임플란트 방향과 각도가 다소 정확하지 않게 심어지는 경우가 있었다. 하지만 컴퓨터단층촬영장치가 개발된 이후에는 그런 염려를 할 필요가 없게 됐다. 컴퓨터 가상수술을 통해 위치를 100% 파악할 수 있기 때문에 임플란트의 방향과 각도를 실수 없이 맞출 수 있다.

121 ● 임플란트(7)

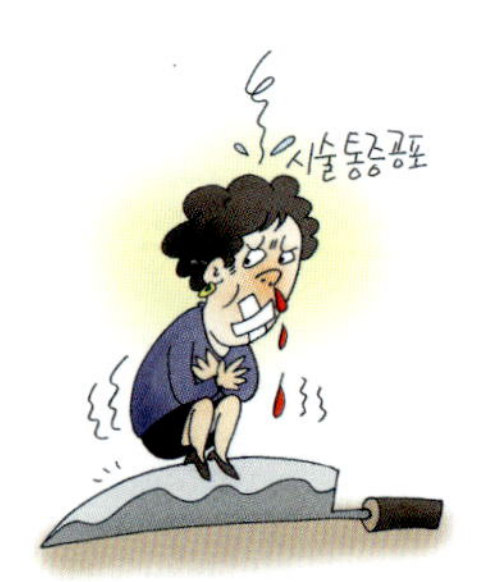

임플란트 시술을 받으려고 마음 먹은 사람들 중에는 통증에 대한 두려움을 느끼는 이들이 많다. 이들은 한결같이 잇몸 속에 이물질을 넣으면 얼마나 아플 것인가를 묻는다. 하지만 통증은 생각만큼 염려하지 않아도 된다.

환자에 따라 통증을 느끼는 정도에는 차이가 크지만 대체로 수술을 받은 후 2~3시간 지나면 나타나는데 수술 전에 약을 먹고, 또 그 후에도 의사가 처방해 준 약을 복용하면 큰 문제가 되지 않는다. 물론 약을 먹더라도 느낌상 약간의 차이가 올 수 있지만 잔통도 5~7일만 지나면 대부분 없어진다.

수술 후에는 잇몸이 붓는데 손으로 만져보면 부었다는 느낌이 들 정도이다. 그러나 이 역시 특별한 문제가 있어서 나타나는 것이 아니기 때문에 염려하지 않아도 된다. 붓기는 수술 다음날 아침부터 나타나기 시작해 3일 전후부터 가라앉기 시작한다. 다만 붓기가 완전히 가라앉는 데는 수주일 정도 걸리는 경우가 많다.

가끔 수술 후 코피가 나는 환자도 있는데 대부분 1~2일 지나면 괜찮아진다. 다만 코피가 날 때 지나치게 세게 코를 풀거나 재채기, 기침을 하는 것은 바람직하지 않기 때문에 그런 환경을 만들지 않도록 하는 것이 바람직하다. 코피가 나지 않더라도 수술 후 재채기나 기침은 통증을 유발하는 요인으로 작용한다.

칫솔질은 수술을 받은 다음날부터 가능하다. 하지만 잇몸염증 등이 가라앉지 않은 상황이므로 각별한 조심이 필요하다. 특히 수술부위에는 칫솔이 닿지 않도록 해야 한다. 칫솔이나 칫솔모가 건드리면 가라앉던 염증도 재발할 수 있다.

수술 후 실밥을 제거하는 시간 역시 환자에 따라 차이가 있다. 대체로 7~10일 전후로 제거하는데 경우에 따라 2주 정도 지나 제거해야 하는 경우도 있다.

임플란트를 심는 1차 수술이 끝났다고 모든 치료가 종료된 것은 아니다. 잇몸 뼈와 임플란트가 잘 결합되기 위해서는 어느 정도 시간이 지난 후 또 다른 조치가 따라야 한다. 보통 2차 수술이라고 부르기도 하지만 수술이라는 말에 중압감을 가질 필요는 없다.

2차 수술은 임플란트를 잇몸 속에 보이지 않게 묻은 경우 위턱은 심은 후 5~6개월, 그리고 아래턱은 3개월 정도 후에 하는 것이 일반적이다. 쉽게 말해 이 수술은 임플란트를, 덮어 씌우는 보철물과 연결하기 위해 입 안으로 노출시키는 작업이다.

2차 수술은 임플란트를 심는 수술에 비해 시간이 많이 걸리지 않고, 절차 자체도 매우 간단하다. 다만 외부에 노출되지 않는 어금니 부위나 치은 점막이 잘 발달되어 있는 부위는 임플란트를 처음 심을 때부터 어느 정도 노출시켜 시술하기도 하는데 이럴 경우에는 2차 수술의 번거로움이 없다.

환자들 중에는 치아를 뺀 후 바로 임플란트를 심거나 임플란트를 심자마자 바로 씹는데 사용할 수 없는지 묻는 경우가 있다. 결론부터 말하면 물론 바로 할 수 있다.

대부분의 경우 발치를 한 후 3개월 정도 기다렸다가 임플란트를 심는다. 하지만 치아와 치아 사이 잇몸과 치조골을 보호하기 위해 치아를 발치한 즉시 임플란트를 심는 일도 있다. 다만 이런 시술은 전문의와 환자 사이의 충분한 상담과 공감대 형성이 필요하다. 그리고 바로 심는 경우에는 보철물 아래로 임플란트 몸체가 비치거나 보철물 모양이 다소 길어질 수 있다는 점을 염두에 둬야 한다.

123 · 임플란트(9)

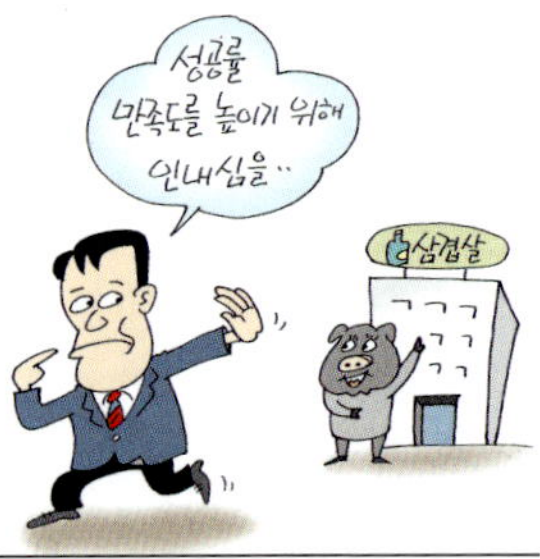

임플란트를 시술하는 데 시간이 많이 걸리는 것은 여러 이유가 있다. 요즘 시술되고 있는 대부분의 임플란트는 뼈와의 원활한 결합을 위해 치료가 완전히 끝날 때까지 조금이라도 외력을 가해서는 안 된다. 외력이 가해지면 가해질수록 임플란트 성공률과 만족도가 떨어질 수밖에 없다는 점을 염두에 둬야 한다.

환자 입장에서는 오랜 기간 제대로, 그리고 만족스럽게 씹지 못할 수 있다. 하지만 일정 기간이 지나면 저작기능을 원활하게 회복할 수 있으므로 인내심을 갖고 조심하는 것이 좋다. 많은 시간과 비용을 들여 임플란트를 시술받았는데 조심을 하지 않아 2차 시술을 받거나 치료 만족도를 떨어뜨릴 수는 없는 것이다.

임시틀니가 필요한지 물어보는 환자들도 많다. 대답은 간단하다. 치아가 전혀 없는 상황이라면 심미적인 문제도 있기 때문에 하는 것이 좋다. 하지만 부분적인 치아상실의 경우 상황이 달라진다. 특히 한쪽 어금니 부위의 임시의치는 환자들의 요구도 많지 않을 뿐만 아니라 아무리 정확하게 제작을 해도 씹는 데 원활하지 않은 경우가 많다.

특히 해놓고도 사용하지 않는 사람들이 많다. 따라서 임시의치는 하는 것이 좋느냐 하지 않는 것이 좋느냐가 아니라 환자의 입장에 따라 적절하게 판단하는 것이 바람직하다. 분명한 것은 임시의치를 사용하는 경우보다는 사용하지 않는 경우가 인근 치근에 가해지는 힘이 적게 작용하기 때문에 자연스런 치유를 위해 좋다.

임플란트를 한 후에도 잘 관리해야 한다. 제대로 관리하지 않으면 플라그가 부착되어 잇몸 주위에 염증을 유발할 수 있다. 임플란트를 장기간 잘 사용하기 위해서는 구강관리를 철저히 하는 것이 무엇보다 중요하다.

비절개 일체형 임플란트 ● 124

치과용 임플란트란 잃어버린 치아의 자리에 티타늄으로 만든 작은 인공치아를 심는 것을 말한다. 종전에는 주위 치아를 깎아내고 치료하거나 틀니를 하는 것이 일반적이었으나 착용감이 좋지 않고 씹을 때 통증을 느끼기도 하며, 대화 도중 빠질 염려도 있고, 음식물 찌꺼기가 끼어 냄새가 나는 등 불편한 점이 많았다.

임플란트 치료는 이러한 불편을 모두 없애주는 획기적인 치료법으로, 자신감을 가지고 웃을 수 있고 딱딱한 음식도 먹을 수 있는 것은 물론, 자기 치아처럼 편안하게 사용할 수 있는 점이 가장 큰 장점이다.

현재 임플란트에 있어서 가장 큰 위험 중의 하나는 임플란트 파절로 인해 임플란트 자체가 부러지는 것이다. 보통 임플란트는 이에서 뿌리에 해당하는 fixture 부분과 이에 해당하는 abutment로 나누어져, fixture 부분을 먼저 심고 4~6개월 후에 abutment를 결합하는 형태로 되어 있다. 이때 임플란트의 파절은 접합되는 부분의 파절이 대부분을 차지한다. 결합된 부위가 아무래도 약하기 때문이다. 결합된 부위가 없는 일체형의 임플란트가 파절 위험을 최소화하는 것은 사실이지만 기술적인 문제로 인해 일체형 임플란트 시스템의 등장이 힘들었다.

Q임플란트는 이러한 기술적인 문제를 극복하여 일체형으로 되어 있어서 파절 위험 없이 임플란트를 장기간 사용해도 안전하게 사용할 수 있다. 또한 임플란트가 뼈 속에 심어진 힘이 타 임플란트가 6개월 동안 심어 놓고 기다린 것과 같다. 그로 인해 4~6개월 걸리던 시술시간이 2주에서 4주 정도로 현격하게 줄었다.

Q임플란트 시스템은 즉시 임플란트 식립이 가능하며 임시치아를 수술 당일날 심음으로써 완전한 보철을 하기 전까지 전혀 불편 없이 지낼 수 있다. 또한 1차 수술만으로 끝나는 간단한 시스템이다. 두 번의 수술로 인해 그동안 임플란트가 힘들 시술이라고 인식되어 왔지만 전보다 훨씬 시술이 간단해졌다.

또한 치료상담시 공통적인 관심사는 역시 통증에 대한 것이다. 시술 중의 통증은 물론 시술 후 통증이 어느 정도인지 모두가 두려움을 가지게 된다. 기존 방식에서는 수술칼을 사용하여 잇몸을 절개한 후 잇몸 뼈를 노출시킨 다음 임플란트를 시술하고 다시 잇몸을 봉합하는 시술을 했기 때문에 수술 후 어느 정도의 통증과 부종을 피할 수 없었다.

최근에는 잇몸 뼈를 노출시키는 과정을 없애고 수술칼 대신 탄산 레이저와 물방울 레이저를 사용하여 잇몸 연조직에 필요한 작은 구멍을 내고 이를 통하여 임플란트를 시술하는 비절개 임플란트 시술법을 도입하여 환자들의 무통 임플란트 시술을 시행하고 있다.

최근 수년 동안 많은 환자에게 이를 도입·시술한 바 동통에 대한 90% 이상의 수술 후 만족도를 얻어 매우 성공적인 시술법으로 각광받고 있다. 이 시술법의 장점은 우선 절개법에 뒤따르는 수술 후 봉합이 대부분 필요 없으며, 최소의 골손실 및 골손상으로 수술시간이 절반 이상 단축되었고 또한 수술 후 멍이 들거나 수술 후 부종(얼굴이 붓는 현상)이 거의 없으며 수술 후 통증이 거의 없기 때문에 바로 일상생활에 복귀할 수 있다는 것이다.

또한 잇몸 절개부위가 아무는 데 걸리는 시간이 필요 없게 되어 바로 잇솔질을 통한 구강 위생관리를 할 수 있으며, 수술 후 일어날 수 있는 출혈을 방지하는 등 여러 장점이 있다.

이러한 수술칼을 사용하지 않는 비절개 임플란트 시술법은 그동안 수술에 대한 공포 때문에 시술을 미뤄왔던 여러 환자들에게 희소식이 될 것이다.

부록

- 잘못된 치과상식 Q & A
- 알아두면 도움이 되는 치과 첨단 치료법

잘못된 치과상식 Q&A

드릴 소리가 무서워 치과 가기가 겁이 납니다.

이제는 겁 내실 이유가 없습니다. 드릴을 사용하지 않고 또 전혀 아프지 않게 충치를 치료하는 공기 무통 치료법과 물방울 레이저 치료법이란 것이 있습니다. 공기 무통 치료법은 공기의 압력을 이용해서 충치 부위를 정확하게 제거해 줍니다. 그리고 물방울 레이저 치료법은 레이저를 이용해 충치 부위를 없애는 것입니다. 이 두 가지 방법은 모두 아주 작은 부위의 충치라고 하더라도 주변 조직에는 손상을 주지 않습니다. 물론 아프지도 않으며 마취도 하지 않습니다.

충치가 있더라도 그 자리에는 불소 레진이라는 신 플라스틱 재질을 메워 넣는데 이것은 생체 친화력이 뛰어나며 이 색깔과 같아서 보기에도 좋습니다.

또 불소 레진에 함유된 불소는 충치를 예방하는 효과도 있는 등 효능이 탁월하여 권할 만한 새 치료법이라고 하겠습니다.

신경치료를 안 하는 방법은 없나요?

충치가 심해지면 세균이 잇속 깊이 침투해 들어가서 이의 가장자리 안쪽에 있는 치수를 감염시킵니다. 치수에는 신경과 혈관이 들어 있기 때문에 그대로 방치하게 되면 세균이 신경이나 혈관을 타고 흘러가 신체의 다른 부위에 이상을 가져올 수 있습니다.

그러므로 충치가 심해서 치수조직에 세균이 침투한 경우에는 신경을 죽임으로써 이 뿌리를 보호하고 아픔을 덜어줍니다. 신경이 죽으면 일단 죽은 이로 봅니다. 하지만 뿌리가 남아 있으면 이를 인위적으로 만들어 넣어 불편없이 사용할 수 있습니다.

Q 최근 구강청정제의 수요가 증가하고 있는데 구강청정제로 입을 헹구면 입 냄새가 없어지나요?

A 구강청정제는 독특한 향기 성분이 들어 있어 사용 후 입 안이 상쾌합니다. 그렇다고 정말 입 냄새가 없어지는 것은 아닙니다. 입 안에서 냄새를 일으키는 물질은 황화합물입니다. 황화합물은 음식 찌꺼기와 입 속 세균이 결합해 발생합니다. 구강청정제로 입을 헹구면 음식 찌꺼기의 일부가 씻겨나갈 수는 있지만 세균 덩어리를 없앨 수는 없습니다. 입 냄새를 줄이려면 매일 이를 깨끗하게 닦고 덴탈 플로스로 이 사이를 청소하며 정기적으로 치석을 제거해 주어야 합니다. 그리고 혀 클리너를 이용해 혀를 닦아주면 냄새가 아주 많이 줄어드는 것을 스스로 느낄 수 있습니다.

Q 껌을 씹으면 충치가 없어지나요?

A 씹는 것은 이를 튼튼하게 할 뿐 아니라 혈액순환을 좋게 해줌으로써 정신건강에도 도움이 됩니다. 그리고 잇몸과 턱을 튼튼하게 해줍니다. 이 사이에 붙은 음식물 찌꺼기를 없애 주므로 충치를 어느 정도 예방할 수 있습니다. 단 단물이 빠지는 3분 이후 10여 분을 더 씹어야 합니다. 그렇다고 껌이 충치 치료약은 아닙니다. 그리고 턱이 약한 사람은 가급적 안 씹는 것이 바람직합니다.

Q 스케일링을 하면 이 사이가 벌어지나요?

A 스케일링을 한다고 해서 이 사이가 벌어지지는 않습니다. 혹시라도 이 사이가 벌어져 보인다면 그것은 치석을 제거함으로써 치석이 메우고 잇던 틈이 드러나 보이기 때문입니다.

간혹 스케일링 후 이 시림을 호소하는 경우가 있는데 이는 치석 때문에 생겼던 염증이 가라앉으면서 잇몸이 수축돼 이 뿌리가 드러났기 때문입니다. 따라서 이에는 전혀 해가 없으며 시린 증상은 곧 가라앉습니다.

Q 앞니 사이가 벌어져 있습니다. 꼭 교정치료를 해야 하나요?

A 교정을 하지 않고 이의 틈을 메우는 방법은 레진이나 라미네이트를 이용하는 것과 세라믹으로 씌우는 것 등 여러 가지가 있습니다. 레진과 라미네이트는 다른 이의 색깔과 비슷하게 만들어 접착제로 붙이는 것입니다. 이를 깎지 않고도 시술이 가능한 반면 자칫 떨어질 수 있다는 단점이 있습니다. 세라믹은 이를 완전히 돌려 깎고 보철물을 만들어 씌우는 것입니다. 전체 이의 색깔을 같게 하기 위해서는 먼저 치아미백술을 통해 다른 이를 희게 해놓고 씌워야 합니다.

Q 레몬즙으로 이를 닦으면 하얗게 된다고 들었습니다. 또 녹차도 이를 희게 만들어 준다고 하는데 사실인가요?

A 흰 이를 만들기 위한 여러 가지 민간요법이 있습니다. 레몬즙이나 녹차를 이용한 방법도 그 중 하나입니다. 산성인 레몬즙으로 이를 닦으면 일단 이가 희어지는 것은 사실입니다. 그러나 이것은 이 표면의 부식으로 나타나는 일시적인 현상일 뿐입니다. 부식된 이는 약해져서 충치가 생기기 쉽습니다. 또 녹차에는 불소가 많이 들어 있어서 충치를 예방하고 이를 단단하게 하는 효과는 있지만 희게 해주지는 않습니다. 만약 흰 이를 갖고 싶다면 레이저를 이용한 미백술을 권하고 싶습니다.

레이저 미백술은 안전하며 단 한 번 시술로 반영구적으로 하얀 이를 가질 수 있는 근본적인 문제 해결 방법입니다.

Q 미백 시술을 받으면 이가 약해진다는 말이 있는데요?

A 그렇지 않습니다. 예전에는 이 표면을 부식시켜 일시적으로 희게 보이게 하였습니다. 또 얼마 전까지만 해도 미백제를 입에 오랫동안 물고 있는 방법이 사용됐지만 이것도 이미 예날 이야기입니다. 요즘은 시술 방법이 간단하고 효과가 확실한 레이저 미백술이 각광을 받고 있습니다. 레이저를 쬔 이는 충치도 잘 생기지 않습니다. 따라서 레이저를 이용한 치아미백술은 이를 약하게 하는 것이 아니라 오히려 튼튼하게 해준다고 해도 과언이 아닙니다.

Q. 연예인들의 이는 왜 한결같이 희고 가지런한가요?

A. 연예인들은 남 앞에 자신을 항상 드러내는 것이 직업이므로 외모를 더 아름답게 가꾸려는 노력을 많이 합니다. 그러므로 이를 교정하거나 해 넣음으로써 가지런하게 하고 레이저를 이용한 치아미백술로 흰 이를 만드는 경우가 많습니다.

Q. 치과에서 머리 아픈 것도 낫게 해주나요?

A. 두통의 원인은 여러 가지가 있지만 치과 질환과 관련성이 있습니다. 이 속에는 미세한 신경이 들어 있고 이 신경은 신체 전체에 영향을 미치기 때문입 니다. 따라서 이나 잇몸에 문제가 있으면 신경 흐름에 따라 신체의 다른 부위가 반응할 수 있습니다. 그러므로 이유 없이 귀 근처나 머리가 아프다면 치과검진을 받아보는 것이 좋습니다.

Q. 전동칫솔은 환자용인가요?

A. 천만의 말씀입니다. 몸이 불편한 환자가 전동칫솔을 많이 쓰는 것이 사실이지만 환자나 노약자만을 위한 것은 아닙니다. 일반 칫솔은 힘을 고루 주기가 어려워 이가 파이거나 지나치게 닳아버릴 수 있지만 전동칫솔은 힘이 고르게 전달되게 해 줍니다. 또 잇몸 마사지 효과도 있어서 잇몸병을 예방할 수 있습니다. 따라서 이미 선진국에서는 일반인들의 전동칫솔 사용이 보편화돼 가는 추세입니다.

Q. 금니는 평생 쓸 수 있나요?

A. 금니 등 보철물의 수명은 대략 7~8년 정도입니다. 물론 관리 상태에 따라 이보다 오래 쓸 수도 있고 더 빨리 갈아야 할 수도 있습니다. 씌운 이에는 음식이 낄 우려가 큰 반면 칫솔질은 어렵습니다. 또 금이 닳아서 아주 작은 구멍이 생길 수도 있습니다. 입 냄새가 심해진다든지 음식이 자주 끼거나 시린 증상이 있으면 검진 후 새로 가는 것이 바람직합니다. 이상이 생긴 보철물을 그대로 내버려두면 이를 뽑아야 할 수도 있습니다.

Q 음식물이 잘 끼어서 이쑤시개를 자주 사용합니다.

음식물이 잘 끼는 원인은 여러 가지입니다. 20대까지는 주로 충치가 원인이 되며 30대 이후에는 잇몸에 이상이 있는 경우가 많습니다. 이쑤시개를 자주 사용하는 사람은 이와 이 사이에 틈이 생겨 음식이 더 잘 끼게 됩니다. 그리고 이 모양 자체가 너무 뾰족해 음식이 잘 끼는 경우에는 이 모양을 약간 평평하게 다듬기도 합니다.

어떤 경우든 일단 칫솔질을 한 후에는 덴탈 플로스를 이용해 이 사이를 청소해주면 한결 청결한 입 안을 유지할 수 있습니다.

Q 비행기를 타면 치통이 생긴다고 하는데 사실인가요?

비행기를 타거나 스쿠버다이빙을 하면 공기압력이나 수압이 높아져 아픈 이 부위가 더 아플 수 있습니다. 만약 장거리 비행이라면 꼭 이를 치료한 후 떠나야 안심할 수 있습니다. 또 혹시라도 이민을 계획하는 사람들은 이를 치료한 후 떠나는 것이 경제적입니다. 미국은 치과 치료비가 우리나라보다 10배 이상 비싸고 의료보험도 훨씬 비쌉니다.

Q 부모가 담배를 피우면 정말 아이의 이가 늦게 나는가요?

담배는 피우는 사람뿐 아니라 주변 사람에게도 나쁜 영향을 미칩니다. 특히 어린이의 경우 성장 발육에 지장을 가져올 수 있습니다. 담배를 피우는 사람이 집안에 있으면 이가 늦게 난다는 것은 사실로서 이미 연구를 통해 입증된 바 있습니다.

Q 교정은 언제 가능한가요?

교정은 가급적 빨리 해주는 것이 효과도 좋고 시간도 적게 걸립니다. 그러나 적합한 교정 시기는 사람마다 다릅니다. 일반적 교정이라면 영구치가 다 나는 시점인 중·고등학생 때가 적당합니다. 그러나 턱 이상이 있으면 외과적인 수술도 병행해야 하므로 성장이 다 끝난 시점에야 가능합니다.

빠진 이를 다시 심을 수 있나요?

A 그렇습니다. 당황하지 말고 빠진 이를 물에 담아서 1시간 안에 치과로 오면 그 자리에 심을 수 있습니다. 생체 재생력 때문에 이는 곧 다시 제자리에 붙게 됩니다. 그러나 이 뿌리가 상하거나, 마르거나, 시간이 너무 지나면 다시 심을 수가 없기 때문에 조심하셔야 합니다. 혹시 흙이나 오염물이 묻었더라도 개의치 말고 그대로 물이나 우유 또는 식염수에 담아서 치과로 달려오는 것이 뽑힌 이를 되살리는 방법입니다.

젖니의 충치는 간니가 나므로 내버려 둬도 되지 않나요?

A 젖니를 제대로 관리해 주지 않으면 영구치가 나는데도 나쁜 영향을 미칩니다. 젖니의 충치를 그냥 내버려 두면 나중에 영구치가 제자리를 잡지 못하고 울퉁불퉁하게 나거나 덧니가 될 수 있습니다. 인간은 이가 나기 시작하는 시점부터 꾸준히 이 관리를 해주어야 합니다. 젖니라고 해서 결코 소홀히 해서는 안 된다는 점을 명심하세요.

사랑니는 꼭 뽑아야 합니까?

A 반드시 뽑아야 하는 것은 아닙니다. 요즘은 오히려 사랑니를 잘 보존해 두었다가 다른 부위의 이가 빠질 경우 옮겨심기도 합니다. 그러나 사랑니가 비뚤게 자란 경우에는 다른 이에도 안 좋은 영향을 줄 수 있습니다. 또 이의 가장 안쪽에 자리해 있어 칫솔이 닿기 어렵고 일단 썩은 후에는 옆의 이까지 썩게 될 확률이 높으므에 가급적 뽑기를 권합니다.

미백치약을 사용하면 정말 이가 희어지나요.

A 미백 치약에는 시트록세인, 소듐 바이카보네이트, 하이드록시 아파타이트, 탄산수소나트륨 등의 미백제가 들어 있어 일반 치약보다 이를 희게 해주는 효과가 있습니다. 하지만 만족할 만큼의 효과를 보는 데는 아주 오랜 시간이 걸립니다.

알아두면 도움이 되는 치과 첨단 치료법

✱ 공기압 무통치료법

　　공기압 무통치료란 드릴 대신 공기 압력을 이용해 미세한 알루미나 가루를 분사함으로써 충치 부위만을 정밀하게 갈아내는 방법이다. 국내에도 지난 1997년 9월 공기무통치료기가 도입됨으로써 충치나 시린 이를 마취 없이 치료할 수 있게 되었다. 과거 드릴로 충치를 깎아낼 경우에는 아무리 작은 충치라도 드릴 크기만큼은 잘라내야 하는 단점이 있었다. 하지만 공기무통치료기를 사용하면 충치 부위만을 정확하게 선별적으로 잘라낼 수 있다. 충치를 잘라낸 자리에는 불소 레진을 메워 넣는데, 불소 레진은 신 플라스틱 재질로 생체 친화력이 뛰어나고 충치의 재발을 막아준다. 특히 이와 색깔이 흡사해 환자의 만족도가 매우 높다.

✱ 레이저 잇몸 치료 및 성형술

　　모든 외과적 처치가 그렇듯이 치과 시술에도 많은 부작용이 따른다. 그러나 레이저는 진통과 지혈, 살균효과가 뛰어나 부작용을 최소화할 수 있는 미래형 소재로 각광 받고 있다.

　　레이저로 염증 등 각종 잇몸병을 치료하면 절개시 통증과 출혈이 80~90% 줄어들고 절개부위를 다시 꿰매지 않아도 된다. 치료 후 회복기간이 짧고 살균효과가 우수해 재감염을 막을 수 있다. 또 2시간 이상 걸리던 시술시간을 10~15분대로 단축할 수 있는 등 장점이 많다.

　　검게 변색된 잇몸의 경우 레이저를 쬐어주면 간단하게 분홍빛 잇몸을 되찾을 수 있다. 과거에는 잇몸을 얇게 벗겨 내거나 화학약품을 이용해 색소를 녹였으나 레이저를 이용하면 선택적으로 색소를 없앨 수 있다.

✱ 교정

아래 윗니의 다물림을 교합이라고 한다. 교합이 나쁘거나 치열이 고르지 못하면 교정을 통해 바로잡아 주어야 한다. 교정은 빠를수록 좋다. 이에만 교정하는 경우에는 대략 간니가 다 나는 시기인 중·고등학교 무렵을 교정시기로 본다. 그러나 턱뼈 성장에 이상이 있다면 어린시기에 교정장치를 껴서 성장을 조절하거나 턱뼈의 성장이 다 끝난 18~19세가 되어서 외과적 수술을 시행한다. 성인이 돼 교정을 하면 청소년기보다 기간이 훨씬 오래 걸리지만 결과는 만족할 만하다.

✱ 레이저 충치 감별법

최근 충치를 진단하는 데 있어 레이저를 이용함에 따라 눈에 띄지 않는 부위의 충치도 일찍 발견해서 치료할 수 있게 됐다. 지금까지는 충치를 찾아내는 데 주로 의사의 눈과 엑스레이가 사용됐으나, 정확한 진단이 어려웠고 어금니의 미세한 홈 속에 숨은 충치는 쉽게 판별하기 어려웠다. 그러나 레이저를 투과시키면 이 속의 충치 정도까지 정확하게 진단·파악할 수 있어 적절한 조기치료가 가능해졌다.

✱ 잇몸 뼈 수술

풍치로 잇몸의 뼈가 녹아 없어졌을 경우 그 자리에 뼈가 생기도록 만드는 수술이다. 환자의 피를 원심분리한 후 뼈가 만들어지는 데 도움이 되는 성분만을 골라 뼈 가루와 함께 이식한다. 이때 사용되는 뼈 가루는 골 유도물질로 소뼈나 동결건조된 사람 뼈, 혹은 본인의 다른 부위의 뼈를 이용한다. 이밖에도 뼈를 원래대로 회복시키기 위한 다양한 연구가 진행되고 있다. 또 임플란트(인공뿌리)를 잘 심기 위해 뼈를 늘리는 방법도 연구되고 있다.

* 임플란트

　잇몸 뼈에 인공 이 뿌리를 심는 것을 임플란트라고 한다. 인공 이 뿌리는 나사 모양으로 타이타늄 재질로 만들어져 있다. 이것을 잇몸 뼈에 박아서 그 위에 금이나 세라믹과 같은 생체 친화력이 좋은 재질을 덧씌운다. 과거에는 이를 하나 잃었을 경우 브리지가 보편적이었는데 양쪽의 성한 이를 갈아내야 하는 부담이 있었다. 그러나 임플란트는 그와 같은 부담감을 없애고 시술 후에도 내 이처럼 편하게 쓸 수 있어서 갈수록 시술자가 늘고 있다. 시술 기간은 보통 3~6개월이다.

* 물방울 레이저 치료법

　일명 충치제거 레이저라고도 불리는 물방울 레이저는 정상조직의 손상 없이 충치부위만을 선별해 아주 정확하고 미세하게 충치를 갈아낸다. 시술이 간편하고 마취를 하지 않아도 통증이 거의 없어서 빠르고 간단하게 충치를 치료할 수 있다. 또 시린 이의 치료에도 효과가 탁월하다.

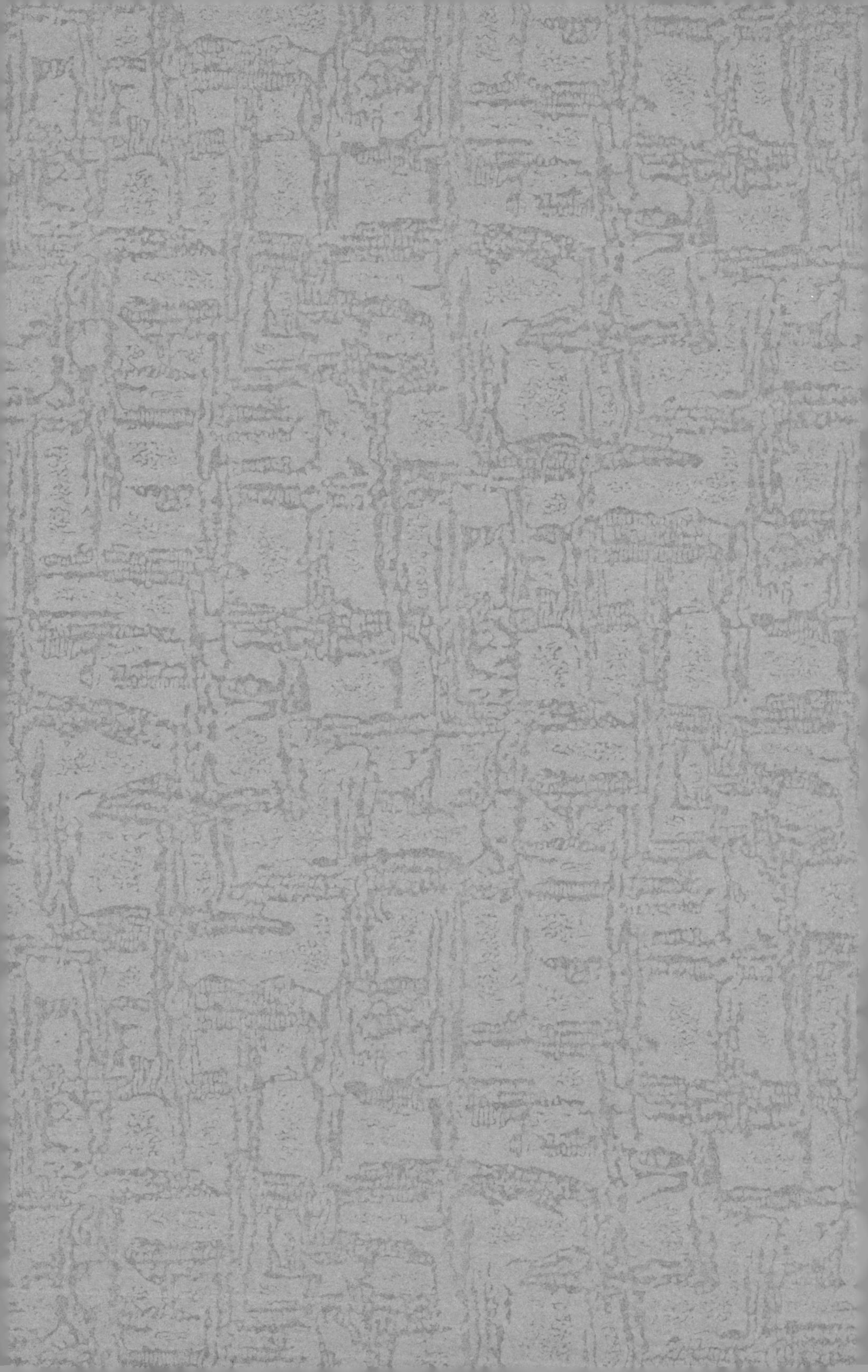